中医养生速查宝典

姜葱蒜醋茶酒偏方速查

周林　编著

中国科学技术出版社
·北　京·

图书在版编目（CIP）数据

姜葱蒜醋茶酒偏方速查 / 周林编著 . -- 北京：中国科学技术出版社，2025. 6. -- ISBN 978-7-5236-1439-6

Ⅰ. R247.1

中国国家版本馆 CIP 数据核字第 2025KT8686 号

策划编辑　于　雷　韩　翔
责任编辑　于　雷
装帧设计　翰墨漫童
责任印制　徐　飞

出　　版　中国科学技术出版社
发　　行　中国科学技术出版社有限公司
地　　址　北京市海淀区中关村南大街 16 号
邮　　编　100081
发行电话　010-62173865
传　　真　010-62179148
网　　址　http://www.cspbooks.com.cn

开　　本　880mm × 1230mm　1/64
字　　数　79 千字
印　　张　2.5
版　　次　2025 年 6 月第 1 版
印　　次　2025 年 6 月第 1 次印刷
印　　刷　鸿鹄（唐山）印务有限公司
书　　号　ISBN 978-7-5236-1439-6
定　　价　25.00 元

内容提要

本书是一本详细介绍日常食材在养生保健和疾病预防应用中的实用手册。全书分为上下两篇，上篇专注于姜、葱、蒜的养生保健、养颜美容及防治疾病的功效和方法；下篇则涵盖了醋、茶、酒的养生保健作用，包括醋的多种用途、四季养生茶的推荐及保健药酒的配方。书中详细介绍了这些日常食材的选购与储存技巧、食用宜忌，并提供了丰富的美食推荐和偏方应用。无论是追求健康生活，还是希望利用手边食材进行自我疗愈，本书都提供了经济实用、简便易行的方案，是一本适合现代家庭的健康养生参考书。

目录

CONTENTS

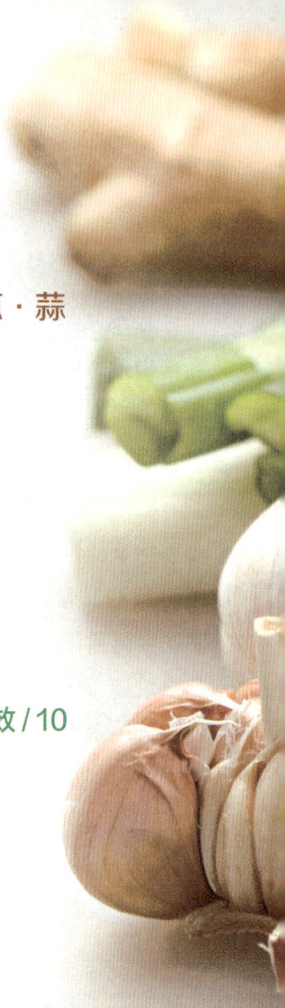

下篇
养生妙用之醋·茶·酒

编者公告

本书旨在为广大读者提供养生保健参考，并非医疗手册。书中所提供的信息不能代替医生的诊疗与处方。如果您怀疑自己身患疾病，建议及时去医院进行必要的诊断与治疗。

上篇 『最疗人间病』之姜·葱·蒜

姜、葱、蒜自古以来就被发现有解毒、排毒的作用，春秋时期的孔子更以『不撤姜食』为养生之道。如今，姜、葱、蒜更是被赋予了『最疗人间病』的美誉。

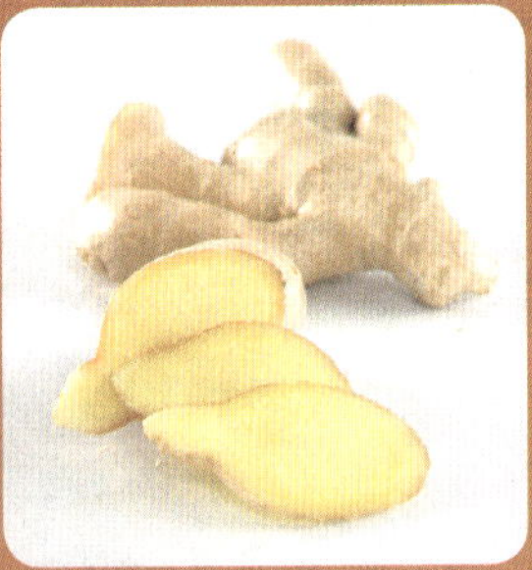

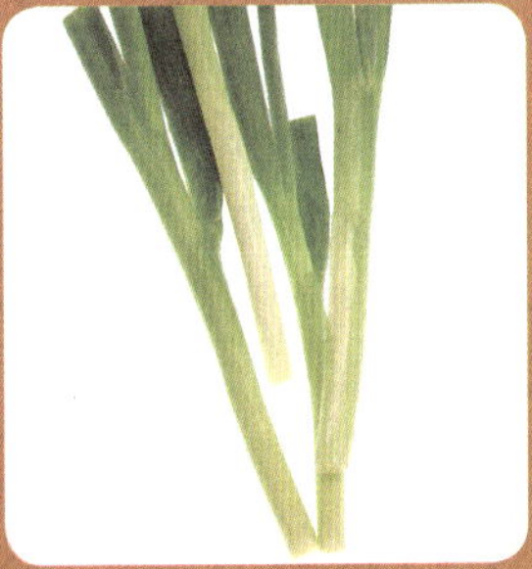

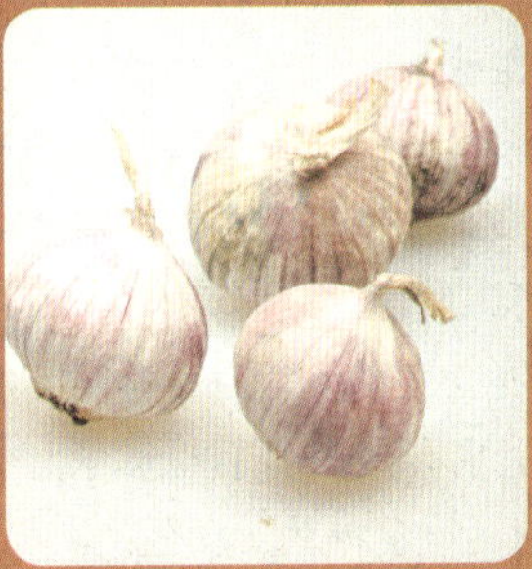

健康一生，从姜开始

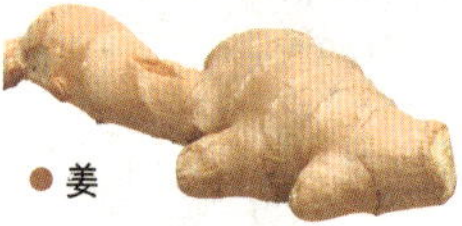
姜

姜味辛，主要成分有姜醇、姜烯、水芹烯、柠檬醛、芳樟醇、姜辣素、天冬素、谷氨酸、丝氨酸、甘氨酸及淀粉等。

现代医学研究表明，姜不仅能够刺激胃液分泌、促进肠道蠕动、激活消化系统功能，还有促进血液循环、增强中枢神经系统的功能，对心脏、神经等有直接兴奋作用，更能够抑制细菌的滋生，起到杀菌、抗病毒的作用。

另外，姜含有大量的姜辣素，当其进入体内，能产生一种抗氧化酶，能够有效抑制氧自由基，其作用远远强于维生素E，因此，在一定程度上，食用姜有利于抗衰老，老年人食用可以减少“老年斑”。

姜对人体的食用和药用价值很高，因种类和部位不同，其所具有的功用价值也有很大的不同。下面就来介绍姜的具体药用、食疗（饮食疗法）功效。

了解姜的神奇功效

从姜的部位看功效

姜皮

别名姜片或姜衣，因其性凉而具有消肿功效，临床上常用姜皮治疗水肿、癃闭等病症。

姜汁

性温，有祛寒温经的功效，对一些急证有显著疗效，如中暑、中风、中毒等；也可以治疗诸多寒证，如胃寒导致的反胃、风湿疼痛，风寒引起的咳嗽、哮喘等。

从姜的种类看功效

干姜

干姜含有姜烯、水芹烯、姜烯酮、姜辣素、姜酮等挥发油，对中枢神经、交感神经等均有益处。干姜具有温中散寒、通经活络、止血止痛、止呕回阳等功效，又因其直接入胃、肾、肺等经，可有效防治胃痛、腹胀、咳喘、痢疾、便血、泄泻、痛经、阳痿等病症。

炮姜

炮姜与干姜的作用相近，有温经止血的功效，常与干姜同炒，适用于虚寒型出血（吐血、便血）、脾胃虚寒型疾病（痢疾、泄泻、腹痛、腹胀等）。

煨姜

煨姜性热，味辛，可改善寒证，如胃寒疼痛、腹痛腹胀、泄泻等。

如何选购与储存姜

选购姜时不可贪“色”

购买姜时，一定要仔细辨别颜色。凡是外表微黄、切开时里面颜色比较白嫩，且表皮已经脱落的姜，大多是经硫黄熏烤过的，其内含有铅、硫、砷等有毒物质，一旦食用就会对呼吸系统产生危害。

姜的储存技巧

姜储存不当多半会发酵变质，储存姜时要尤其注意保持适宜的湿度。

具体方法：在花盆或脸盆底部，垫上一层半干的沙子，放上一层鲜姜后再铺上一层半干的沙子。在整个储存过程中还要经常洒水，以保证适宜的湿度，防止姜变干或烂掉。

姜的食用须知

姜的吃法很多，如喝姜汤，吃姜粥，煮菜热油时放点姜丝，炖肉、煎鱼时加姜片，制作水饺馅时加点姜末，既能使味道鲜美，又有助开胃健脾、提神醒脑、促进胃肠对营养成分的吸收。不过，姜有一定的药理作用，也应注意它的一些用法和禁忌。

姜不宜一次食用过多

一次吃姜不宜过多，以免吸收大量姜辣素，在代谢过程中会刺激肾脏，并会产生口干、咽痛、便秘等症状。

腐烂的姜不宜食用

不要吃腐烂的姜，因为腐烂的姜会产生一种毒性很强的物质——黄樟素，人即使吃得很少，它也能很快进入肝脏，引起肝细胞中毒、变性、坏死，不仅会对肝功能造成一定损害，还会诱发肝癌、食管癌等。因此，那种“烂姜不烂味”的说法是不可取的。

夏季不宜多吃姜

夏季天气炎热，人们容易口干、烦渴、咽痛、汗多，姜性温，味辛，属热性食物，根据“热者寒之”原则，不宜多吃，在做菜或做汤的时候放几片即可。

肝炎患者不宜吃姜

肝炎患者食用姜不利于病情恢复。因为姜的主要成分姜辣素或变质姜中的黄樟素，都能使肝炎患者的肝细胞发生变性、坏死，间质组织增生，炎细胞浸润，肝功能异常等。

全身是“宝”的葱

早在战国时期，《山海经》就有“北单之山，无草木，多葱韭”的记载。古人很早便知大葱不仅是调味佳蔬，还是防治疾病的良药。民间也有“一日不可无葱”之说。

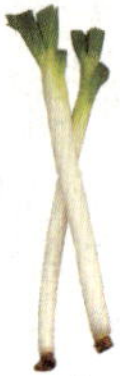

● 葱

葱的养生功效

葱白的养生功效

葱白性温，具有除湿祛寒、活络止痛的药用功效，自古就被人们视为良药，对改善伤寒、感冒、头痛、目眩、风湿疼痛、乳痈、耳鸣、中毒等均有显著疗效。

葱白中的主要成分为维生素A、维生素C、维生素B_1、维生素B_2、大蒜素、脂肪油等，其中大蒜素可杀菌排毒，尤其对白喉棒状杆菌、结核分枝杆菌、志贺菌属、葡萄球菌及链球菌等有较强的抑制作用，可缓解和改善多种皮肤问题；而维生素对增强身体免疫力，防止感冒、缓解脾胃肠道不适有极大的作用。

葱叶的养生功效

葱叶味辛，性温，有通阳理气、祛风发汗、解毒消肿、散寒除湿的药用功效。葱叶不仅含有葡萄糖、果糖、蔗糖、麦芽糖及多种低果聚糖，还含有少量淀粉、半纤维素、α-纤维素和木质素等，有补五脏、杀百毒的功效，可有效改善风寒感冒、头痛、鼻出血、中风、水肿、脚气、癃闭、阴茎肿大、跌打损伤、疮痈肿痛等病症。

葱须的养生功效

葱须性平，具有消肿止痛、活血化瘀、理气发汗等药用功效，临床上多用于风寒感冒、咽喉肿痛、便血、痔疮、脱肛、子宫脱垂等症。

葱籽的养生功效

葱籽性温，具有很强的温肾壮阳、明目的功效，临床上常用于肾虚、阳痿、早泄、性功能障碍、不孕不育、目眩、目视模糊、视力下降等症，是补肾明目的佳品。

葱衣的养生功效

葱衣就是葱白的外层表皮，性平，具有祛寒除湿的药用功效，对于寒证和湿证均具有显著疗效，可改善腹痛、痢疾、疝气、阴囊坠痛、湿疹等症。

葱涕的养生功效

葱涕味辛，性温，无毒，有活血化瘀、消肿止痛、排毒驱虫等药用功效，临床上常用于感冒、鼻出血、便血、跌打损伤、痈肿、外痔、耳聋、乳痈、丹毒、小儿蛔虫性肠梗阻、不完全性肠梗阻等症。

如何选购与储存葱

葱的选购技巧

优质葱

看上去青绿富有光泽，没有枯叶、烂叶和黄叶；葱茎比较粗壮，且硬实、没有断折；葱白比较长，管状叶较短，根部没有腐烂的迹象等；闻上去散发着清香味和辛辣味。

劣质葱

葱茎较细小、粗细和高矮不均；葱白较短；葱叶有枯、焦、烂和发黄的迹象；葱心则空而不充实；根部有明显腐烂、折断或损伤的痕迹；闻上去还有腐烂味，辛辣味几乎没有或很淡。

葱的储存技巧

◎ 葱的储存应尽可能避免潮湿，可将其捆绑成束，根朝下放在背阳面，避免其沾水而腐烂。

◎ 俗话说“大葱不怕冻，就怕动”，葱在储存过程中应禁止搬动。因为葱受冻只会让细胞间的水分结冰，并不会损伤细胞壁，气温上升后，葱自然就会复苏，不会影响葱原本的清鲜味道。但如果经常搬动葱，就会使葱受到严重挤压，导致细胞壁受损、细胞液溢出，从而易使葱变质、腐烂，所以葱在储存时应尽量避免搬动，以免变质。

葱的食用须知

◎ 葱对汗腺刺激比较强，有腋臭的人在夏季应慎食，多汗的人也应忌食。

◎ 葱叶中含有丰富的胡萝卜素、维生素A，食用时最好不要丢弃。

◎ 根据烹饪的主料，葱的切法可以不同，如炖汤大多用葱段，而做汤、面食多用葱末，均不宜太长时间煎、炸等。

◎ 大葱含有烯丙基硫醚，具有挥发性，因此大葱不适宜在水里浸泡或熬煮太长时间，以免大葱中的营养成分流失。

◎ 葱花一般要在熄火以后再加入菜肴中，其香味会更浓，口感也会更美味，同时还可以最大限度地发挥烯丙基硫醚的作用。

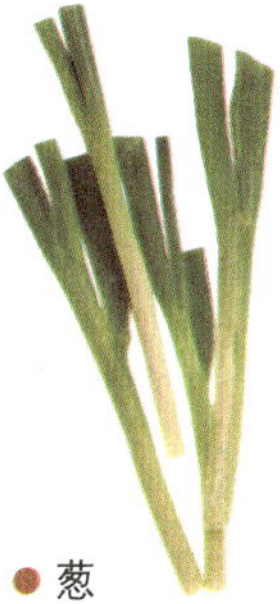

● 葱

大蒜是个宝，防治疾病有奇效

大蒜的神奇功效

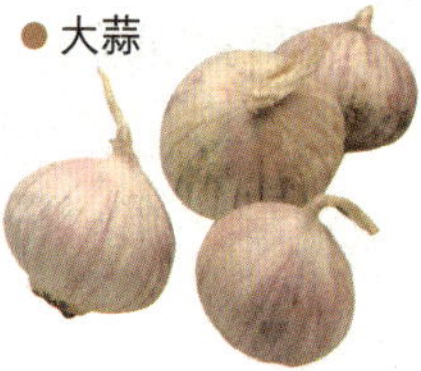

大蒜又称胡蒜，味道辛辣，有强烈的刺激性气味，是烹饪中不可缺少的调味品，被人们誉为“天然抗生素”。

防癌

大蒜含有丰富的蛋白质、维生素及矿物质等，对致癌物质“亚硝胺”有很强的抑制作用，能够有效阻止胃内硝酸盐还原菌的生长，增强人体免疫系统的功能，从而加强对癌细胞的抑制功效。

降“三高”

大蒜含有蛋白质、维生素C等，能够明显减缓心率，增加心脏收缩能力，从而促进血液的正常循环，防止动脉硬化，起到一定降血压作用；大蒜精油对分解胆固醇、抑制胆固醇附着在血管壁上也有极大的作用，从而可以降低高脂血症患者体内胆固醇和甘油三酯的含量。

另外，近年来，由于人们的膳食结构不够合理，人体中硒的摄入减少，使得胰岛素合成能力下降。而大蒜中含硒较多，对人体中胰岛素的合成能起到一定作用，因此糖尿病患者多食大蒜有助于控制血糖。

美容养颜

大蒜中所含有的多数刺激性成分，对面部皮肤的血管收缩有着明显的功效，能够促进血液循环，加强肌肤的新陈代谢，进一步恢复面部皮肤的光泽、弹性，从而抑制黑色素的沉淀，并且可以软化角质层、消除细纹、祛除雀斑，使肌肤变得更加白皙、细腻、富有光泽。

抑菌消炎

大蒜含有一种叫“硫化丙烯”的辣素，其杀菌能力可以达到青霉素的1/10，对病原菌和寄生虫都有良好的杀灭作用，可以起到预防流感、防止伤口感染、辅助治疗感染性疾病和驱虫的作用。

另外，大蒜所含的挥发性物质，如大蒜汁等，对多种致病菌，如大肠球菌、伤寒杆菌等也有明显的抑制作用。

如何选购与储存大蒜

如何挑选优质大蒜

实践证明，优质大蒜的药用效果比“不新鲜的大蒜”要高出很多，挑选优质大蒜对保证身体健康、防治疾病等均有意义。

从外形上分辨

优质大蒜一般蒜皮呈白色，蒜瓣饱满而硬实，大小均匀，水分足，有沉甸甸的分量感。

从触感上分辨

优质大蒜摸上去硬实，不是软绵绵的，且用手捏似乎有大蒜汁溢出者，通常为新鲜的优质大蒜。

保存大蒜的技巧

用冰箱保存大蒜的妙招

大蒜若长时间暴露于空气中，会逐渐变干，营养自然也会跟着流失。因此，可以把大蒜一瓣一瓣剥开，并放入塑料袋中，再一起放入冰箱中保存，温度最好保持在0℃左右。需要提醒的是，在剥大蒜的时候，千万不要将瓣膜剥掉，以免让大蒜味散发到整个冰箱里。

放于阴凉通风处保存

大蒜的水分若不是很多，就不应该放在阳光下暴晒，最好将其放在阴凉干燥通风处晾晒，也不要用纸包起来或用盒子、袋子装起来。

大蒜的食用须知

◎ 大蒜虽然宜生吃，但不宜空腹食用，因为大蒜所含的大蒜素对胃黏膜有比较大的刺激，容易对胃黏膜和肠黏膜造成伤害，以致引发胃痛、上腹部烧灼感等。

◎ 中医学认为，凡阴虚火旺者应忌服大蒜。因为大蒜直接刺激胃部，且所含的大蒜素具有很强的脂溶性，容易引起溶血症，导致贫血。

◎ 大蒜比较辛辣，吃多了容易伤耗体内的气血，引起气血不足，甚至会影响视力。因此，大蒜不宜多吃，每日不宜超过100克，否则会适得其反，造成身体出现诸多不适。

◎ 大蒜的杀菌能力很强，很有可能会杀灭肠内一些有益的细菌，从而造成体内某种维生素的缺乏，如维生素B_2缺乏，使人患上口角炎、舌炎、口唇炎等。

◎ 吃大蒜以后最好不要立即喝热汤或热茶、热开水，否则，极容易损伤肠胃功能。

◎ 若要把大蒜涂抹在皮肤上，则一定要先经过试验，以免发生皮肤过敏现象，有皮肤过敏史的人一定要小心使用。

姜·葱·蒜之养生保健方

安神宁心

安神宁心是中医学用以治疗神志不安的一种方法，指安定神志、蓄养精神。神志不安就需要养心，这主要是因为神志与心、肝有着密切的关系。心肝血虚或心阴不足可导致心悸怔忡等症状。

葱白安神汤

葱

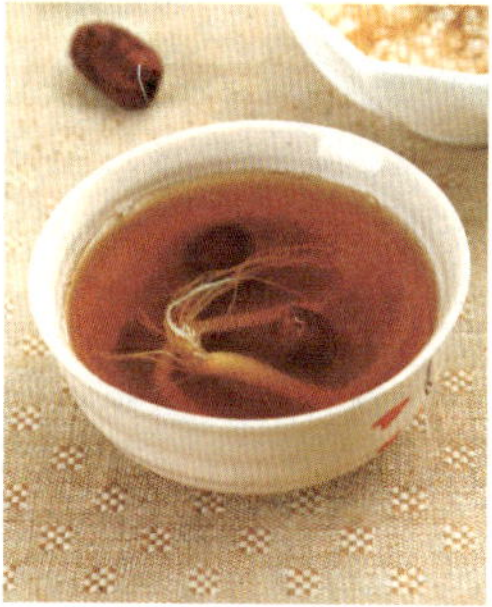

|材料| 大枣10颗，带根葱白3根。

|做法| 1.大枣洗净，用热水泡发；葱白洗净。

2.大枣放入锅中以大火煎煮20分钟后再加入葱白，改用小火煎煮10分钟即成。

|用法| 吃枣喝汤，每日1

次，分数次食用。

|功效| 安神补脑，增强记忆力。适合神经衰弱、病后体虚、胸闷、记忆力下降等症的患者食用。

粳米葱姜粥

葱 姜

|材料| 粳米100克，玉米淀粉80克，葱花、姜末各5克，白糖2大匙。

|做法| 1.将粳米洗净，放入锅内；玉米淀粉调稀后倒入锅内，再加适量水。

2.将锅置火上熬煮，边煮边搅，防止糊锅，至快熬成粥时加姜末、葱花、白糖调味即成。

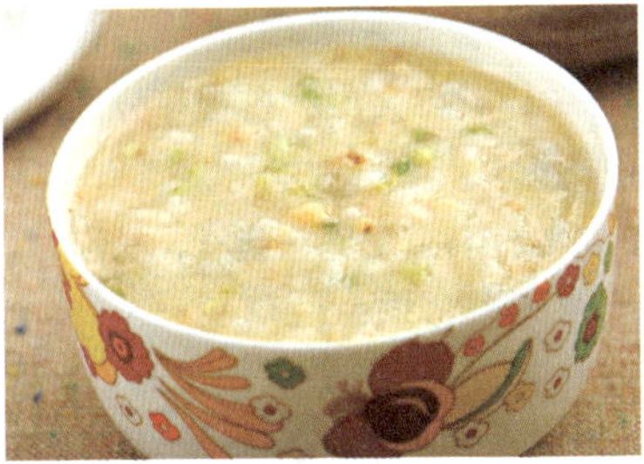

|用法| 早上服用，每日1次，以10～15次为1个疗程。

|功效| 益肺宁心，调中和胃。适用于失眠健忘、心烦气短、胸胁胀痛等。

养血补气

养血补气历来就是养生保健的要法，其适应病症包括气虚、血虚和气血两虚。气虚表现为面色苍白、舌白嫩胖；血虚表现为健忘、失眠、贫血等；气血两虚则表现为心悸气短、腹中胀满作痛等。

姜参牛乳膏

姜

|材料| 黄牛乳250毫升，姜汁120毫升，人参、白茯苓各25克，红椒末0.3克。

|做法| 1.将人参、白茯苓分别研成细末。

2.将姜汁和黄牛乳一起煮，煮沸后调入人参末、白茯苓末、红椒末。

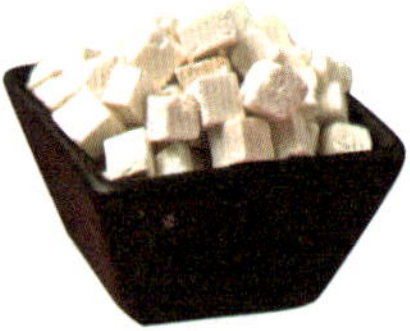

● 白茯苓

3.用小火煮至膏状即成。

|用法| 饭前服用，每日2次，每次2大匙。

|功效| 补气养血，健脾开胃，益寿延年。适用于脾胃功能失常、面色萎黄、气血亏虚等。

隔姜灸

姜

|材料| 姜1片，艾绒适量。

|做法| 用针在姜上扎几个孔，放在肚脐上，在姜片上放上艾炷；然后点燃艾绒，艾灸肚脐，至局部感觉舒适温热为宜。

|用法| 晚9点艾灸最佳，每次3～5壮，隔日1次。

|功效| 具有培元固本、益气补阳、健运脾胃、补益气血的功效，可以有效缓解衰老、补养气血、预防早衰等。

五皮饮 姜

|材料| 姜皮3克，五加皮、地骨皮、大腹皮、茯苓皮各9克。

|做法| 将上述材料一起水煎即成。

|用法| 代茶饮，趁热服用，每日1剂，5～7日为1个疗程。

|功效| 益气养血，除湿解毒。

葱白川芎粉 葱

|材料| 葱白15克，白附子1个，川芎3克。

|做法| 将葱白捣烂，白附子、川芎分别研成细末，然后将三种材料一起调匀即成。

|用法| 外用，敷于面部两侧的太阳穴，每次贴敷3～5分钟，每日至少1次。

|功效| 活气血，止疼痛，排毒素。

生津润燥

津是人体阴液的一种，具有润滑、消渴的功效。当人体思虑过度、睡眠不足、说话过多时，会导致阴虚火旺，出现津液缺乏的现象，从而产生各种病症，如口干、眼干、便秘、脱发、皮肤缺水等。

生地黄姜粥

姜

|材料| 生地黄50克，姜2片，粳米100克。

|做法| 1.将新鲜生地黄洗净后切段，榨取汁液50克。2.将淘洗干净的粳米入锅煮粥，煮沸后加入地黄汁和姜片，用小火熬煮成粥即成。

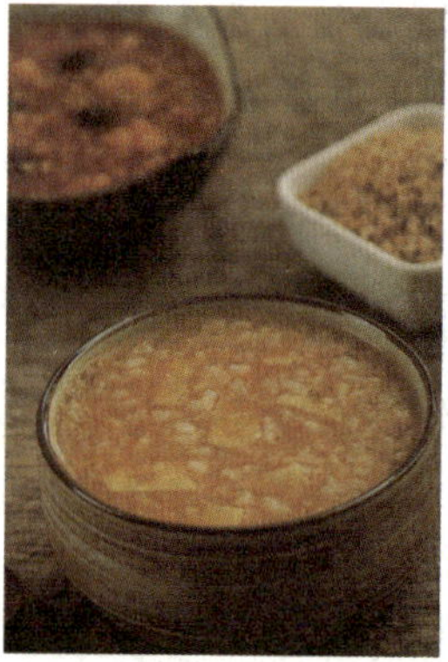

|用法| 日服1剂，分数次食用。但要注意，不宜长期服用。

|功效| 清热生津，凉血止血。适用于热病后期阴液耗伤、低热不退、劳热骨蒸、高热心烦、口干口渴、口鼻出血等症。

葱姜蒜梅干粥

|材料| 青葱3根，老姜2片，大蒜2瓣，梅干6个，糙米80克，香油少许。

|做法| 1.把青葱洗干净，切成末；老姜洗净，切成丝；大蒜去皮，切碎。

2.将梅干、姜丝与糙米加适量水熬煮成粥。

3.然后在粥中加入葱末、大蒜末与少许香油，搅拌均匀即可。

|用法| 每日1次，温服。

|功效| 生津止渴，提高人体免疫力，增强机体抗病能力，适用于体虚、食欲不振、脾胃虚寒等症。

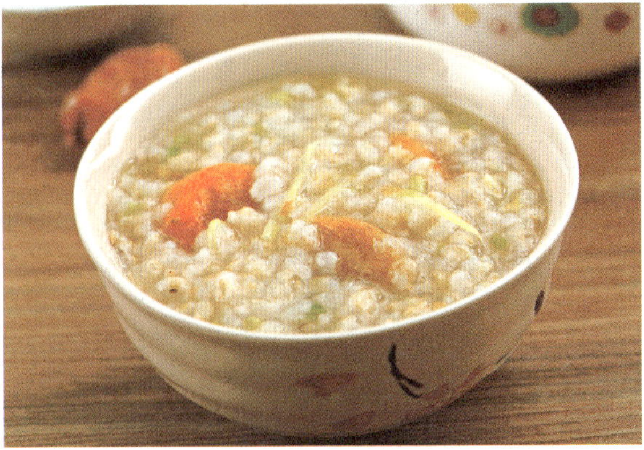

滋阴壮阳

阳是指具有积极、进取、刚强的事物和现象；阴是指具有消极、退缩、柔弱的事物和现象。两者相互依存。当体内阳盛于阴时，会发生阳证，需要滋阴；而阴盛于阳时，则会发生阴证，需要补肾壮阳。

热敷葱姜胡椒硫黄 葱 姜

|材料| 大葱250克，生姜40克，胡椒15克，硫黄30克。

|做法| 1.大葱切碎末。

2.生姜、胡椒、硫黄研成细末。

3.将葱末加入到生姜、胡椒、硫黄研成的细末中捣烂即成。

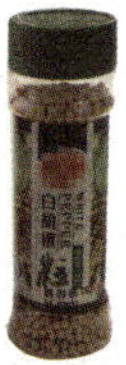

● 胡椒

|用法| 外用，贴敷于神阙穴处，每日1剂。

|功效| 有补肾壮阳，改善手脚冰凉等作用。适用于肾阳衰微、面色苍白、四肢厥冷等症，是较好的壮阳补虚的外用方剂。

韭菜姜汁 姜

|材料| 新鲜韭菜100克，嫩姜10克，白糖适量。

|做法| 1.韭菜洗净，择除老、黄叶片，去头部粗段及尾部须段，然后切成小段。

2.嫩姜去皮，洗净，切段，与韭菜段一起放入碗中。

3.在韭菜、嫩姜的碗中加入白糖和适量清水一起放入搅拌机中搅打成汁即可。

|用法| 去渣饮汁。

|功效| 具有壮阳补虚的食疗功效，可用于辅助治疗阳痿遗精、腰膝酸痛、腹冷痛、胃虚寒、噎膈反胃等症。

温馨小叮咛

选择韭菜时最好选用比较嫩的韭菜。韭菜又有“起阳草”之称，具有很强的补肾壮阳作用，常用于阳痿、遗精、早泄等病症。

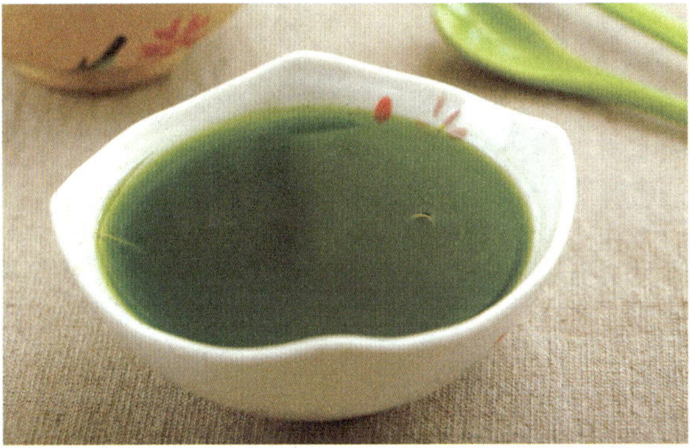

健胃消食

胃是对人体摄入的食物进行收纳、消化和吸收的器官。如果胃的消化功能减退，不仅会影响食欲，还会出现口臭等现象。主要症状包括间断性出现上腹不适或疼痛、饱胀、胃灼热（反酸）、嗳气等。

葱白大枣汤

葱

|材料| 葱2根，大枣、白糖各适量。

|做法| 1.葱去皮，用清水洗干净后切段；大枣洗净后对半切开。

2.将葱段和切好的大枣一起加入水中煎煮，起锅前加适量白糖即可。

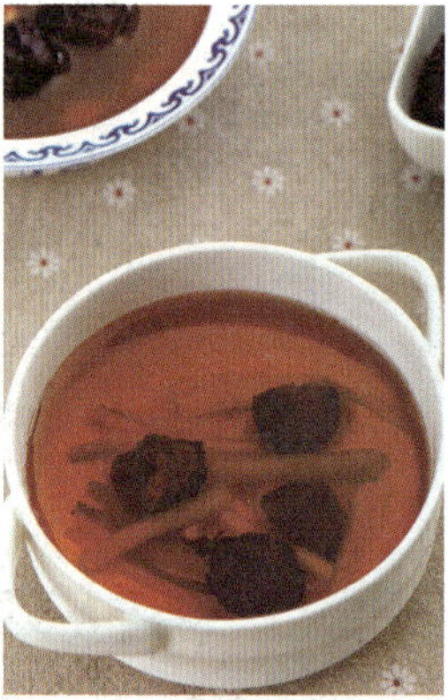

|用法| 任意食用，每日1次，可分数次食用，经常食用效果更好。

|功效| 补益脾胃，安神宁心，对神经衰弱所致的食欲不振、消化不良等病症具有一定的缓解效果。

强身健体

人体的免疫力主要与遗传基因有关，但是饮食、睡眠、运动、压力等影响也很大。免疫力低下会出现以下症状：身体虚弱、经常生病；生病后治疗效果不佳，疾病长期不愈等。

苍术葱姜糯米粥

葱 姜

|材料| 苍术、姜片、葱白段各10克，糯米50克，白糖适量。

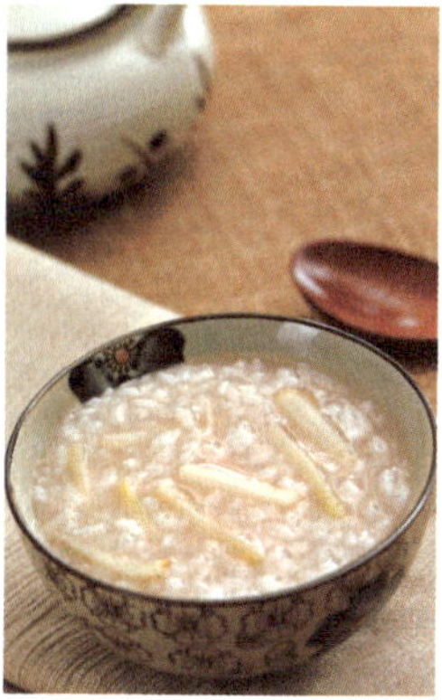

|做法| 1.先将苍术、姜片一起水煎2次，去渣取汁。
2.糯米煮粥，将熟时加入葱白段和药汁，稍煮，加白糖调味即可。

|用法| 放温服用，每日1次，分数次食用。

|功效| 葱和姜有利于预防风寒感冒，可起到增强免疫力的作用。适用于鼻塞、声重、流清涕、咽痒、咳嗽、痰多稀薄等症状。

葱白健体粥

葱

|材料| 新鲜的葱白3根，豆豉1小匙，粳米1杯，盐适量。

|做法| 1.将粳米淘洗干净，加6杯水，以大火煮沸，再转小火煮至米粒软透。

2.将葱白洗净后与豆豉一同加入粥中，再煮10分钟，最后加盐调味。

|用法| 温服，每日2次，早晚各1次。

|功效| 可以祛湿散寒，提高身体的免疫力。对于多种寒证，如风寒感冒的症状有明显的改善作用。

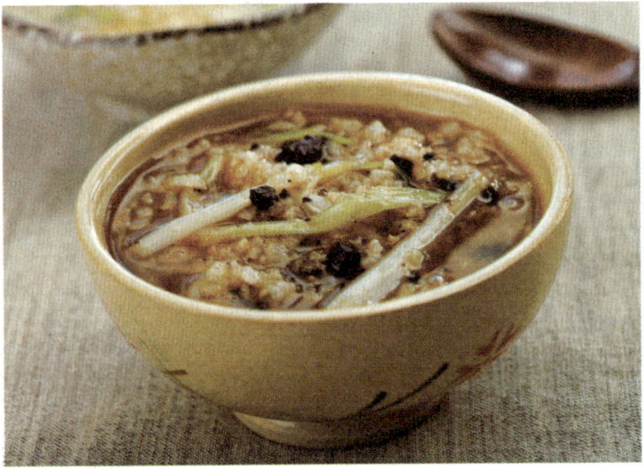

活血散瘀

虽然脉络不通、气血凝滞会导致疼痛等一系列病理变化和临床症状，但各种血管疾病都有着不同的致病原因。因此，在应用活血化瘀这一总治疗原则时，还应考虑到病因、病程及患者的生活环境等。

生姜两叶糊　姜

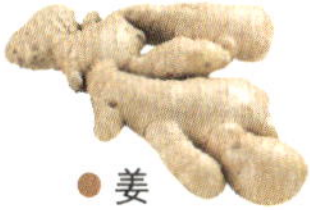

姜

|材料| 生姜3片，榕树叶、蓖麻叶各适量，75%的酒精少许。

|做法| 将生姜片、榕树叶、蓖麻叶捣烂成泥，加入少许酒精调匀至糊状。

|用法| 外用，贴敷于患处，外用纱布和胶布固定。每日1次，3～5次为1个疗程。

|功效| 促进血液循环，有散瘀消肿、活血化瘀的作用。适用于肢体软组织挫伤及关节扭伤。

葱姜叶藤泥　葱 姜

|材料| 老姜6克，葱白、韭菜叶、丝瓜藤各20克。

|做法| 将老姜、葱白、韭菜叶、丝瓜藤放在一起，混合均匀后捣成泥状。

|用法| 贴敷外用，隔日1次。

|功效| 活血化瘀，消肿止痛，有助于迅速恢复软组织损伤。

葱姜大黄泥

葱 姜

|材料| 葱白5根，姜汁9克，生大黄末3克，面粉适量，白酒少许。

|做法| 葱白洗净，捣烂成泥；加入生大黄末、姜汁、白酒、面粉调匀。

|用法| 外用，每日1次。

|功效| 促进血液循环，消肿止痛，活血化瘀。

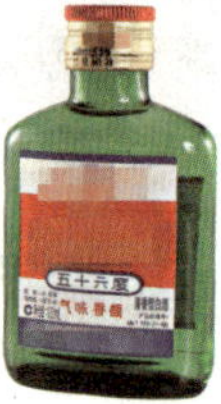

● 白酒

槟榔韭菜大蒜泥

蒜

|材料| 韭菜30克，胡椒6克，大蒜、槟榔各12克，白酒适量。

|做法| 将上述材料（除白酒外）混合，并一起捣烂成泥，加入白酒调匀即成。

|用法| 外用，敷于患处，隔日1次，5～7次为1个疗程。

|功效| 具有良好的通络行气、理气活血、化瘀降逆的作用。

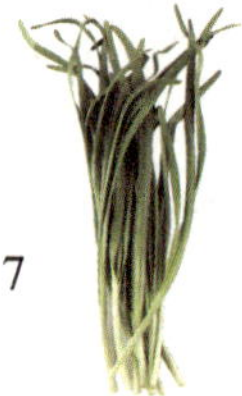
● 韭菜

通筋活络

中医学认为，经络的功能直接关系到气血的运行。经络不通是诱发关节、肢体等处酸、痛、麻等的主要原因。通经活络可确保血液畅通运行，及时为脏腑器官输送营养，保证身体功能正常运行。

葱白中药煎

葱

|材料| 葱白6根，茜草9克，枳壳6克，旋覆花12克，郁金5克。

|做法| 将上述所有材料洗干净，晾干，加水一起煎煮，共煎煮2次即可。

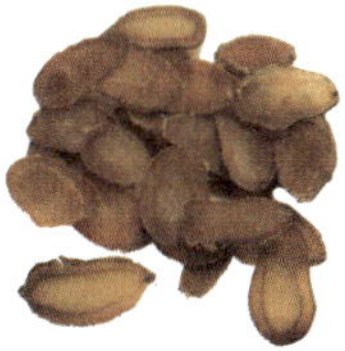

郁金

|用法| 内服，每隔4小时服用1次。

|功效| 通络散瘀，利关节，可以有效促进人体血液循环。适用于右胁痛、肝部压痛、胸胁胀满等症。

水胶姜膏

姜

|材料| 水胶30克，姜适量。

|做法| 姜捣烂后绞出汁，加入水胶后加水煎煮成膏状即成。

|用法| 外用，每日1次。

|功效| 水胶在姜的作用下，具有良好的活血温经、止痛化瘀的作用。适用于关节疼痛、屈伸不利等症。

干姜大枣粥

姜

|材料| 大枣适量，干姜100克，粳米150克，红糖2小匙。

|做法| 1.干姜洗净，切片；大枣洗净，去核；粳米洗净后用水浸泡30分钟。

2.锅置火上，放入清水、干姜片，大火煮沸后转小火，继续熬煮20分钟。

3.将粳米、大枣放入姜汤中，煮沸后，转成小火熬煮20分钟，加入红糖即可。

|用法| 趁热服用，每日1～2次。

|功效| 干姜与大枣搭配可使气血充足且运行通畅，从而达到通经活络的目的。

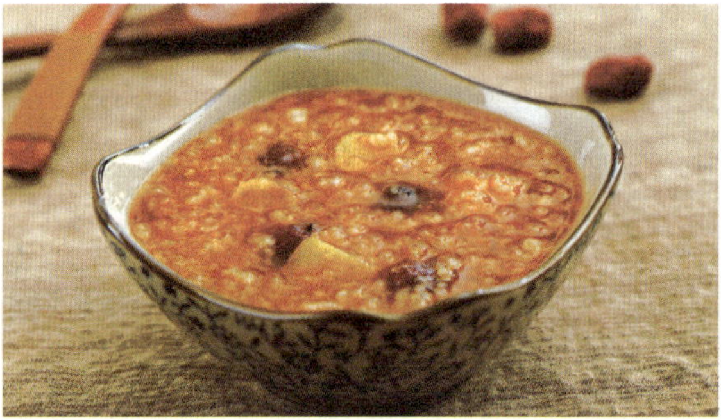

延年益寿

医学专家认为，人的正常寿命可以达到120岁，但能活到这个年龄的人却很少。衰老的主要原因是核酸不足而导致细胞染色体改变。如果能够科学地安排饮食、锻炼身体，延长生命也是不难达到的。

姜乳饼

姜

|材料| 鲜姜1 000克，面粉适量。

|做法| 1.将鲜姜捣烂绞汁，静置澄清，倒去上层黄色液体，留用下层的白色姜乳，待风干后，刮取其粉，贮瓶备用。

2.用少许姜乳粉和适量的面粉搅拌均匀，制成饼状蒸熟即成。

|用法| 空腹食用，每日2～3个。

|功效| 补肾。适用于年老体弱者及肾亏乏力、未老先衰者。

温馨小叮咛

选用生姜时，要选择新鲜的，不宜选择腐烂发干的；在风干姜乳时，要选择干净阴凉通风处，避免落入过多灰尘。

姜·葱·蒜之养颜美容方

淡化色斑

根据斑点的形成原因、形状及颜色深浅等，色斑可分为黄褐斑、雀斑和老年斑等。导致色斑的原因较多，主要包括：内脏功能失调、内分泌失调、遗传因素、药物因素、紫外线照射、压力过大等。

姜片蜜水

姜

|材料| 新鲜姜片适量，蜂蜜少量。

|做法| 1.取适量新鲜的姜片置于水杯中，倒入200~300毫升的开水，浸泡5~10分钟。

2.姜片泡出姜味儿后，在姜水中加入少量蜂蜜，搅拌均匀即成。

|用法| 代茶饮，每日1剂，早餐后半小时服用。

|功效| 强化表皮细胞的活性，有效对抗自由基，消除或减轻脸部和手背部的老年斑。适用于患有皮肤疾病的老年人。

除皱防衰

皱纹是指皮肤表面因收缩而形成的条纹，是皮肤衰老的最初征兆。25岁以后，皮肤开始衰老，皱纹渐渐出现。出现的顺序一般是前额、眼睑、眼外眦、耳前区、颊部、颈部、下颏、口周。

姜丝蒸鱿鱼

姜

|材料| 鱿鱼300克，嫩姜适量，酱油、料酒各1大匙，香油、植物油、白糖各少许。

|做法| 1.将鱿鱼洗净；嫩姜切丝，泡水后沥干。

2.姜丝加酱油、料酒、白糖及少许油拌匀。

3.拌好的汤汁浇在鱿鱼上，然后入屉蒸10分钟，取出淋香油即可。

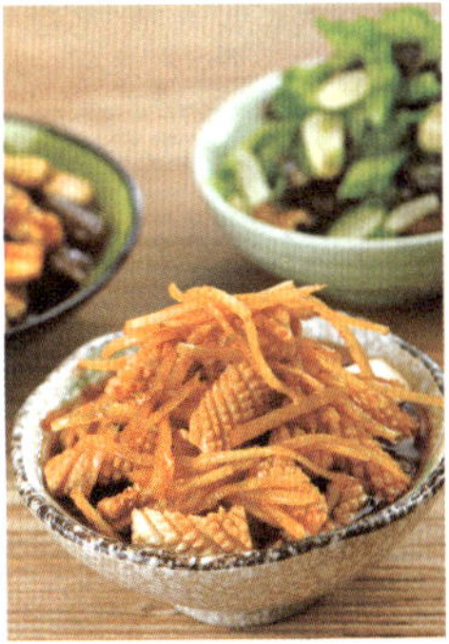

|功效| 养胃明目，滋阴补虚，防衰抗皱，延缓衰老，调节血压，保护神经细胞，活化细胞，对骨骼发育和造血也十分有益。

祛痘养颜

体内有毒物质会不同程度地“残留”在肌肤上，很多人脸上逐渐冒出很多“痘痘”，有时还伴有痒痛及黑头、粉刺。这些“痘痘”破溃后会出现暂时性色素沉着或凹状瘢痕，少数严重者还可能出现软囊肿。

大蒜膏 蒜

|材料| 新鲜大蒜、醋各适量。

|做法| 1.将大蒜剥瓣、去皮，洗净，捣烂成泥状，取汁液。

2.大蒜汁加入适量的醋调和均匀，用小火熬煮至膏状即成。

|用法| 外用，取患处贴敷，外用纱布和胶布固定，每日1次。

|功效| 大蒜和醋均有杀菌消炎、解毒消肿的作用，用此款大蒜膏可有效消除痘痘，并预防炎症。

蒲公英葱蜜泥 葱

|材料| 葱白、蒲公英、蜂蜜各等量。

|做法| 将葱白、蒲公英分别洗净，捣成泥状；再加入蜂蜜调匀即成。

|用法| 外用，隔日1次。

|功效| 葱白具有消肿解毒、除痘杀菌的作用，在蜂蜜的作用下，可及时排出体内毒素。

大蒜排毒汤

蒜

|材料| 大蒜5瓣，绿豆50克，甘草10克，五花肉适量，盐少许。

|做法| 1.大蒜剥皮、洗净；绿豆洗净；五花肉洗净，切块。

2.所有材料一起下锅，炖至材料熟烂即可。

|用法| 喝汤吃肉，每日1次。

|功效| 解毒，消炎，消肿，排毒。

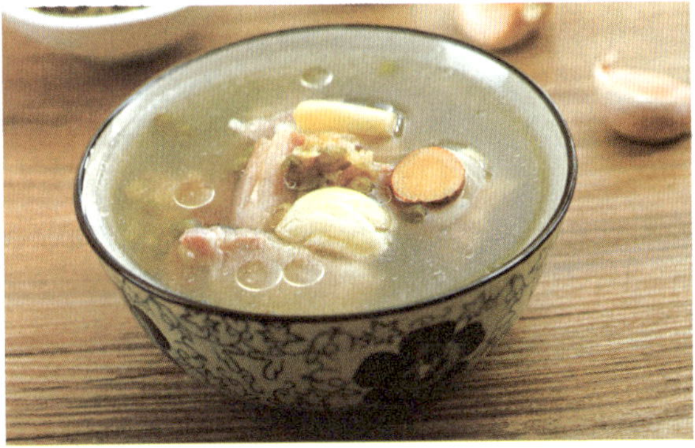

明目

眼睛是人体精气神的综合反映，与脏腑经络密切相关。心主血，肝藏血。当心血充足、肝血旺盛、肝气条达时，肾脏所藏的精气，就能借助脾肺之气的传输而到达眼部，有助于眼睛发挥正常的生理功能。

中药姜泥

姜

|材料| 姜、明矾、黄连、冰片各0.6克。

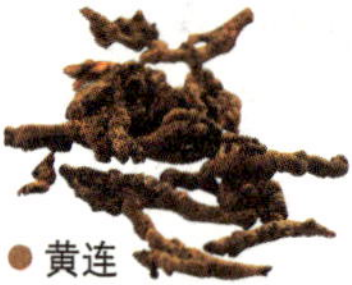

● 黄连

|做法| 将姜洗净去皮，再捣烂成泥状；明矾、黄连、冰片均研磨成细末。然后将所有材料混合拌匀即成。

|用法| 外用，每日1次，5~7日为1个疗程。

|功效| 清热明目，适用于近视、视觉疲劳、视物模糊等。

姜泥贴

姜

|材料| 老姜30克。

|做法| 先将老姜泡热，再捣烂成泥状即可。

|用法| 外用，贴附于眉心。每日临睡前用药，次日晨起时洗净，每日1次。

|功效| 温经明目，可改善视神经萎缩。

羊肝葱粥

葱

|材料| 葱3根，羊肝60克，粳米100克，植物油适量。

|做法| 1.葱洗净，切段；羊肝去膜、洗净、切片；粳米洗净后煮成稀粥。

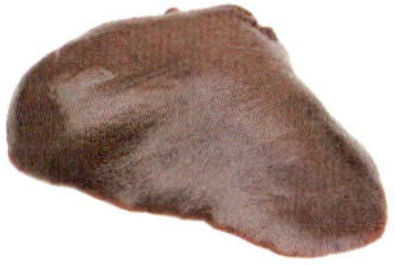

● 羊肝

2.锅中入植物油烧热，爆香葱段，立即放入羊肝片，快速翻炒几下。

3.倒入稀粥，改小火熬煮，至羊肝熟透即可。

|用法| 分数日服用。

|功效| 羊肝和葱同煮，具有养肝明目的食疗功效。

生姜明目汤

姜

|材料| 金针菇100克，生姜20克，枸杞子、紫菜各适量，麻油、鸡精、盐各少许。

|做法| 1.金针菇去根后洗净，入沸水锅中煮15分钟。

2.将生姜、枸杞子放入锅中，煮约10分钟后放入剩余材料拌匀即可。

|用法| 随时饮用。

|功效| 具有明目养神的食疗功效。

生发养发

头发是人体健康的标志，未老发色灰白、发质枯焦稀疏、脱发等为病态的表现。中医学认为，发为血之余，头发与脏腑的关系十分密切，一般而言，头发由黑变灰、变白的过程，就是机体精气由盛转衰的过程。

生姜生发方

姜

|材料| 生姜适量。

|做法| 将生姜切片即可。

|用法| 将生姜片直接涂擦于头上脱发的地方，每次持续20分钟左右，每日进行1～2次，1周为1个疗程。需要注意的是，生姜一定要现切现用，以收到最好的效果。

|功效| 生姜有生发的保健功效。

姜片蘸人参姜皮粉

姜

|材料| 干姜皮、人参各30克，生姜适量。

|做法| 干姜皮和人参研磨成细末；生姜切片，蘸粉末即可。

|用法| 外用，涂抹于脱发处，隔日

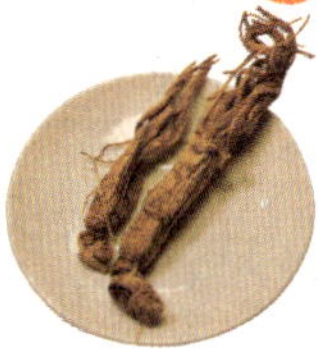

● 人参

1次，5~7次为1个疗程。

|功效| 益气补血，滋养毛发，并促进新发的滋生。适用于气血不足导致的脱发、毛发粗糙、干燥、无光泽等。

生姜枸杞方

姜

|材料| 生姜、枸杞子各适量。

|做法| 将生姜和枸杞子一起入锅，加入少量的清水煮沸，滤汁即可。

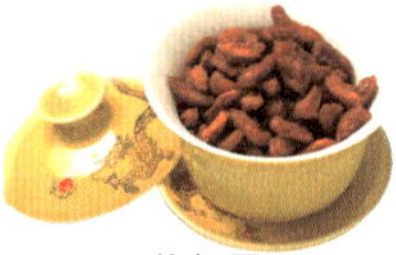

● 枸杞子

|用法| 将煮出来的汁涂抹在干净的头发上，让其自然晾干，半天之后再用适量清水清洗干净，持续1个月左右。

|功效| 可以促进生发，适用于各种原因引起的脱发。

半夏生姜方

姜

|材料| 生半夏、生姜各300 克，麻油1 000 克。

|做法| 将药研末，以麻油浸渍半个月。

|用法| 用时先以生姜片涂擦患处，后用药油涂之，每日1 次。

|功效| 坚持3个月，脱发即生。

消脂减肥

肥胖不仅会影响美观，严重的还会危害健康，也是导致很多疾病的危险因素，如高血压、高脂血症、糖尿病、脂肪肝、动脉硬化等，因此减肥瘦身不仅可以让身材苗条起来，也是健康的重要因素。

大蒜减肥粥

蒜

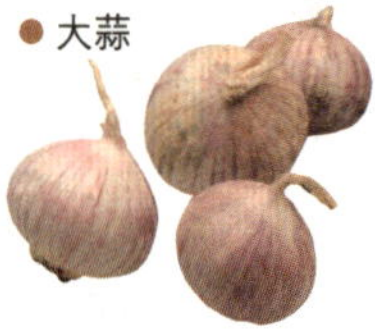

|材料| 大蒜50克，粳米150克，盐少许。

|做法| 1.大蒜去皮后洗净，放在沸水锅中煮1分钟左右后捞出，沥干水分备用。

2.把粳米放入煮大蒜的水中煮粥。

3.粥成后再将大蒜重新放入粥内，加入盐再煮5分钟即可。

|用法| 内服，趁热食用。

|功效| 大蒜有消炎、止泻、利尿、降血压等作用，并且有十分强的杀菌能力，可以有效起到减肥瘦身的作用。但患有慢性胃炎及胃、十二指肠溃疡的患者请勿食用。

木瓜生姜米醋煲

姜

|材料| 姜30克，木瓜500克，米醋150毫升。

|做法| 1.将木瓜洗净后去皮、籽，再切成块备用；姜洗净后切成片。

2.取砂锅，锅内放入木瓜块、姜片和米醋，用大火煲开后转小火续煮10分钟即可。

|用法| 内服，趁热食用。

|功效| 木瓜本身就有减肥瘦身、排毒美容、增强免疫力的食疗功效，醋则有辅助减肥的作用，加入鲜姜，既可以达到减肥瘦身的目的，又具有补充营养，养胃、暖胃的效果。

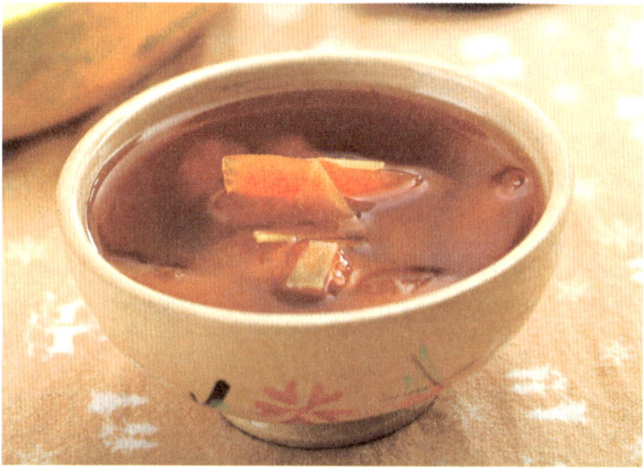

姜·葱·蒜之防治疾病方

感冒

感冒是常见疾病，由病毒或细菌等引起，儿童及体质弱者发病率高，在寒冷季节易流行。感冒本身并无多大危险性，但感冒会降低身体的免疫力，从而引起身体的其他问题，因此应积极防治。

芥菜姜汤 姜

|材料| 芥菜500克，姜片10克，盐适量。

|做法| 1.将芥菜洗净切段。

2.将切好的芥菜段与姜片一同放入锅中，加入1 200毫升左右的清水，煮至剩800毫升，最后加盐调味即成。

|用法| 饮汤，芥菜可吃可不吃，日服1剂，分2次服完。

|功效| 有利肺气、祛痰涎的食疗功效，适用于风寒感冒引起的头痛、咳嗽、痰白难咳、筋骨疼痛等症。

葱豉黄酒汤

|材料| 连须葱白30克，淡豆豉15克，黄酒50毫升。

|做法| 先煎煮豆豉约10分钟，再放入洗净切碎的连须葱白，继续煎煮5分钟，滤出煎液，加入黄酒。

|用法| 分2次服，趁热服用。

|功效| 发汗，适用于风寒感冒。

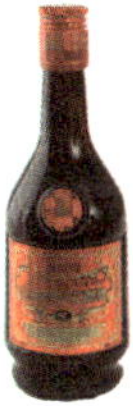

● 黄酒

神仙粥

|材料| 带须小葱4～5根，生姜10克，糯米50克，醋2小匙。

|做法| 1.将小葱洗净拍破；生姜洗净，切片。

2.将小葱与淘洗干净的糯米、生姜片一同加水煮粥，煮至米烂后加入醋即成。

|用法| 日服2次，每次1剂。

|功效| 发散风寒，开胃养肝。

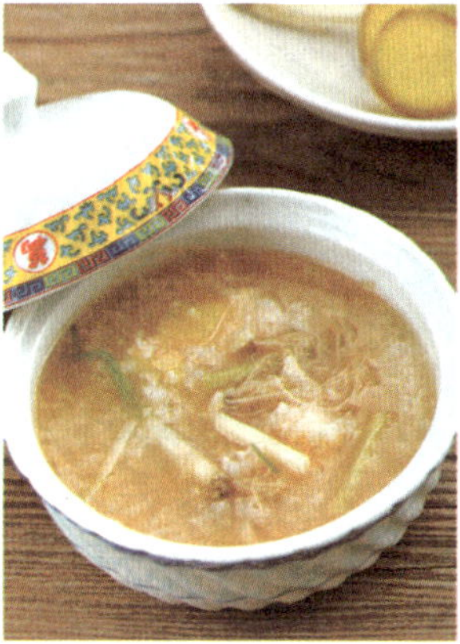

头痛

头痛是一种发作性头颅血管收缩舒张功能障碍，与遗传、内分泌系统有关，可由气候、劳累、月经、饮食、情绪等因素诱发。伴随症状多样，如视力减退、畏光、鼻塞、流涕、听力下降、血压波动等。

葱白粥

|材料| 连根葱白20根，粳米适量，醋少许。

|做法| 1.连根葱白洗净；粳米洗净。

2.将连根葱白和粳米一同煮粥，粥煮成后加醋少许。

|用法| 热食取汗。

|功效| 适用于时疾头痛发热者。

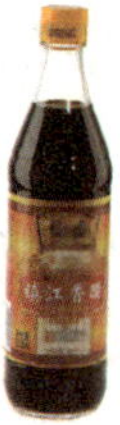

醋

豆豉葱酒

|材料| 葱段30克，淡豆豉15克，黄酒50毫升。

|做法| 淡豆豉加水，煎煮15分钟，放入葱段，继续煮15分钟，再把黄酒冲入即可。

|用法| 趁热服下，出微汗即停服。

|功效| 具有良好的解表散寒的食疗功效，可以有效缓解头痛症状。

白芥子大蒜膏

蒜

|材料| 白芥子、大蒜各适量。

|做法| 将大蒜去皮后洗净，与白芥子一起捣烂成膏状，贴敷于患处即可。

|用法| 外用，每日1剂。

|功效| 具有止头痛、提神醒脑等作用。对于头痛，且伴随头晕、纳呆等有一定的缓解作用。

生姜贴穴

姜

|材料| 姜1块。

|做法| 生姜用火煨热，切4片。

|用法| 分别敷贴在前额及两侧太阳穴上，并用纱布固定好。

|功效| 适用于风寒头痛。

草鱼葱白汤

葱

|材料| 草鱼1条，葱白、盐各适量。

|做法| 1.草鱼处理干净。

2.所有材料同煮至熟。

|用法| 食肉饮汤。

|功效| 适用于风寒头痛。

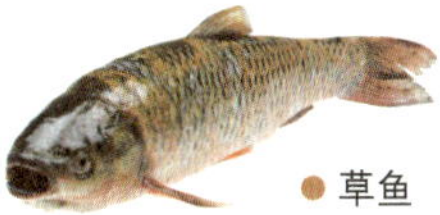

草鱼

哮喘

哮喘是一种慢性呼吸道疾病，可引起胸部紧闭感和呼吸困难。症状会因各种环境或精神因素而发作，如接触花粉、毛发、灰尘或精神紧张等。偶尔的轻度发作不要紧，但频繁、严重地发作则需急诊治疗。

杏仁核桃姜汤

姜

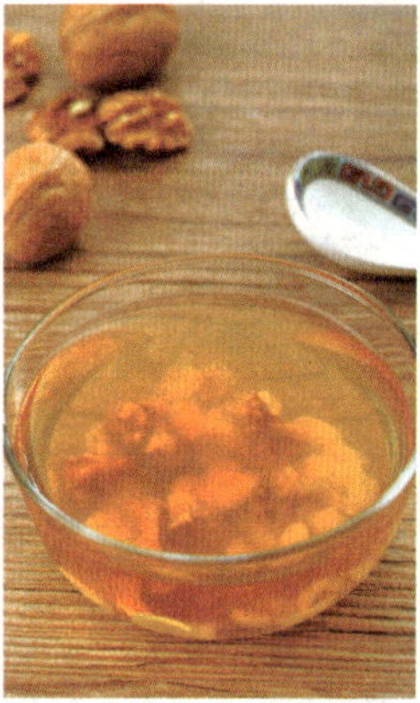

|材料| 核桃仁25克，杏仁、姜各10克，蜂蜜适量。

|做法| 1.将姜洗净，分别切碎核桃仁、杏仁、姜。

2.上述材料一同放入锅中，加水400毫升，煮沸后加蜂蜜，再煮沸，改用小火焖10分钟，即成。

|用法| 每日服1剂，每剂分2次服用，连续服数月。

|功效| 具有良好的补肾润肺、止咳定喘的食疗功效。适用于久患哮喘、体质虚弱、气短喘促等患者食用。

芝麻姜蜜方

姜

|材料| 炒黑芝麻250克，姜、冰糖、蜂蜜各125克。

|做法| 将姜捣汁去渣，与黑芝麻浸拌后再炒一下，冷却后与溶化混合均匀的冰糖、蜂蜜拌匀。

|用法| 日服2次，早晚各服10克。

|功效| 补肺，降气，定喘。适用于哮喘。

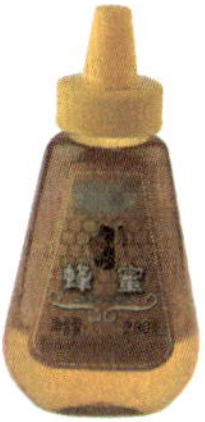

● 蜂蜜

鲜姜大枣粥

姜

|材料| 鲜姜9克，糯米150克，大枣适量。

|做法| 1.将姜洗净、切末；大枣洗净，对切。

2.再将大枣、糯米淘洗干净，与姜末一同煮成稀粥。

|用法| 日服1剂，分数次食用。

|功效| 具有祛寒解表，化痰行水、益气调营、补脾和胃的食疗功效。适用于哮喘。

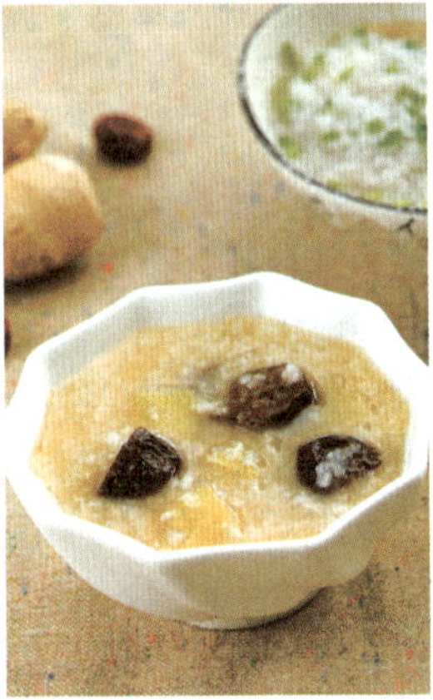

慢性支气管炎

慢性支气管炎是因长期的物理、化学性刺激，反复遭受病毒、细菌感染等综合因素引起的气管、支气管黏膜及周围组织的慢性炎症。表现为经常咳嗽、咳痰或伴有喘息，每年累计3个月，连续2年以上，冬重夏轻。

茶树根姜蜜饮

姜

|材料| 姜50克，茶树根100克，蜂蜜适量。

|做法| 1.将姜、茶树根分别洗净，姜切成片，茶树根切段。

2.将姜片、茶树根放入锅中，加入适量水煎煮，过滤去渣取汁，最后加入适量蜂蜜调匀即可。

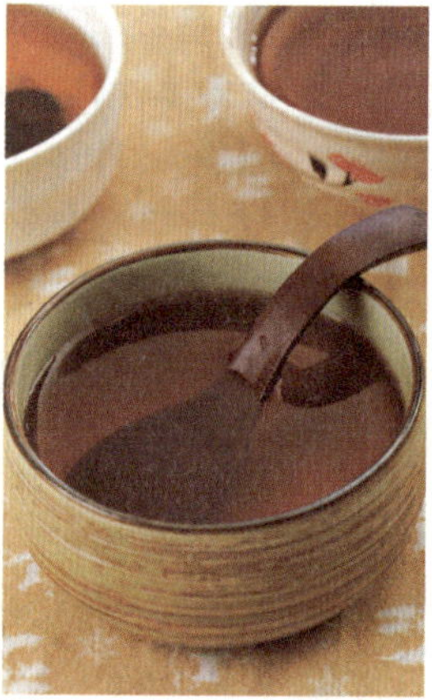

|用法| 内服，每日2次，每次20毫升。

|功效| 润肺排毒，消炎止咳，滋阴润燥。适用于因感冒导致的咳喘、咽喉肿痛、支气管炎等病症。

咳嗽

咳嗽是由于异物、刺激性气体、呼吸道内分泌物等刺激呼吸道黏膜里的感受器，通过传入神经纤维传到延髓中枢引起的。长期剧烈的咳嗽可能会导致呼吸道出血。

大蒜饼敷穴 蒜

|材料| 大蒜1头。

|做法| 将大蒜去皮、洗净、切碎后捣烂，用纱布包裹，压成饼状。

|用法| 外用，敷于脚心，并选大椎、肺俞、膻中等穴位贴敷，至局部产生刺痛灼热感为宜。连敷数日，外用纱布和胶布固定。

|功效| 止咳化痰，祛热除烦。适用于因热证引发的剧烈咳嗽、胸膈烦闷等。

百部姜汁 姜

|材料| 姜、百部各适量。

|做法| 将上述材料分别捣烂取汁，取相同分量，煎服2次。

|用法| 每日1剂，10日为1个疗程。

|功效| 宣肺散寒，排毒止咳，温肾纳气。适用于咳喘不止、呛咳等。

葱糖蛋清液

葱

|材料| 新鲜葱白100克，饴糖50克，鸭蛋2个（只取蛋清）。

|做法| 1.将葱白和饴糖一起加水煎煮，煮沸。

2.倒入鸭蛋清调匀即可。

|用法| 每日1剂，分2次温服，服后忌食酸辣。

|功效| 宣表解毒，滋阴润肺。对由感冒引起的咳嗽、音哑、咽喉肿痛等症状有一定的缓解作用。

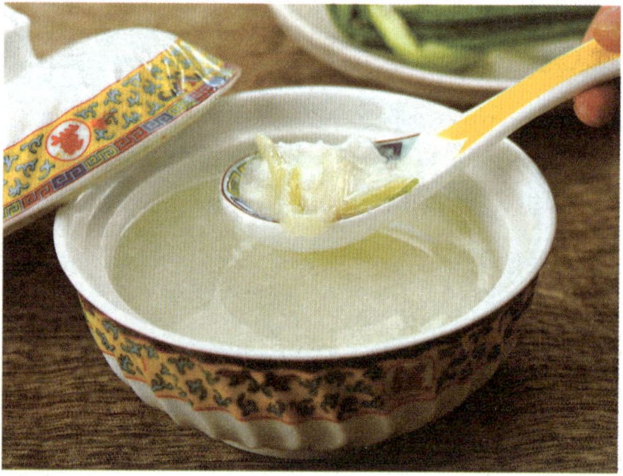

鼻炎

鼻炎是鼻腔黏膜和黏膜下组织炎症，分急性鼻炎、慢性鼻炎、萎缩性鼻炎和过敏性鼻炎。急性鼻炎多为病毒感染引起鼻腔黏膜充血、水肿、渗出的急性炎症；慢性鼻炎是急性鼻炎反复发作或治疗不当所致。

盐水大蒜汁

蒜

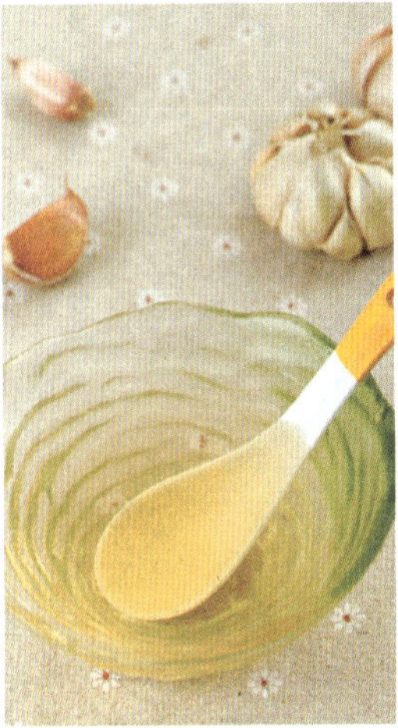

|材料| 紫皮大蒜适量，生理盐水少许。

|做法| 将紫皮大蒜捣烂成泥、绞汁过滤取汁；再用生理盐水调配即可。

|用法| 外用，用棉团蘸取调配好的药液，放入鼻腔内，约3小时后取出，每日1次，10次为1个疗程。

|功效| 有活血化瘀、消炎止痛的作用。适用于萎缩性鼻炎。

肺炎

许多常见的病毒、细菌都可以引起肺炎，引起细菌性肺炎最常见的细菌是肺炎球菌。较轻的肺炎需保证足够的休息，遵医嘱服药，并用食疗方辅助治疗；重者则必须住院治疗。

葱姜小麦小热布袋

葱 姜

材料 葱根3克，姜、大黄、枳实各9克，侧柏叶50克，小麦300克，白萝卜120克，黄酒250毫升。

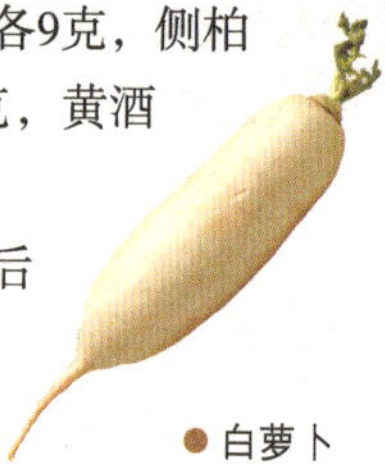

● 白萝卜

做法 将上述材料一起压碎，然后放入锅内炒热，再放入布袋即可。

用法 外用，热敷于胸部，每日2～3次，3日为1个疗程。

功效 排毒祛邪，宣肺消炎。对于肺炎、发热、咳嗽、胸痛、呼吸困难等病症有一定的缓解效果。同时，肺炎患者不宜久食姜。

温馨小叮咛

白萝卜压碎后会出汁，将白萝卜汁一起入锅中炒，直至炒干，这样效果更好。

消化不良

消化不良实际上是胃部不适的表现之一，消化不良提示消化过程受到某些因素的干扰，如过饱、饮酒过量、服用某种药物等。消化不良可能是偶然的，也可能是慢性持续的。

生姜牛肉粥 姜

|材料| 粳米100克，牛肉末50克，生姜10克，香菜段适量。

|做法| 将以上材料按常规的熬粥方法熬粥即可。

|用法| 适量取用。

|功效| 本品可预防和改善风寒头痛、消化不良等症。

葱白陈皮茶 葱

|材料| 葱白、陈皮各30克，蜂蜜适量。

|做法| 1.葱白洗净，切成段；陈皮洗净。

2.将备好的葱白、陈皮一起放入砂锅内以小火煎煮10分钟左右，滤渣取汁。

3.最后用蜂蜜调味即可。

|用法| 每日1剂，代茶温饮。

|功效| 葱白特有的刺激性气味为挥发油和辣素，能

去除腥膻等油腻厚味菜肴中的异味，并有杀菌作用，可刺激消化液的分泌，增进食欲，因此可用于小儿消化不良。

干姜蒸鲢鱼

姜

|材料| 干姜10克，鲢鱼1条，盐、料酒各少许。

|做法| 1.将干姜切块；鲢鱼去肠杂、洗净、切块。

2.在鲢鱼段中放姜块、料酒，撒上盐腌制20分钟。

3.放入蒸锅蒸熟即成。

|用法| 趁热食用，每日1次。

|功效| 理气和胃，健脾开胃，排毒消炎。适用于脾胃虚寒患者，如消化不良、腹泻、腹痛、痢疾等。

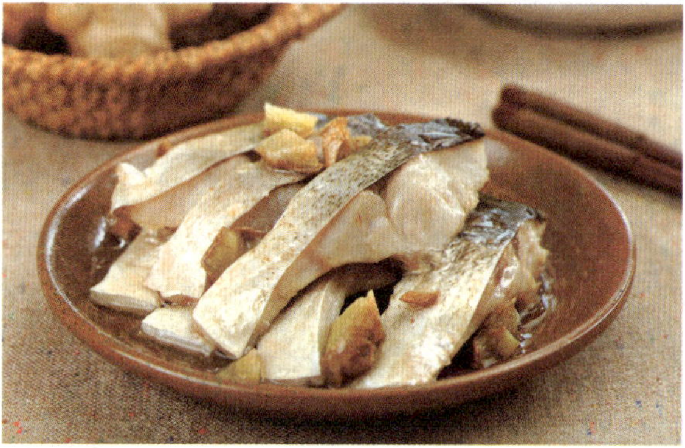

呕吐

呕吐是自身的某些状况（如患病）或外界某些因素（如乘车）引起的，呕吐不是疾病，如咳嗽一样，是身体的保护性反射。因而，要想缓解呕吐症状，辨明引起呕吐的原因至关重要。

生姜红糖饮

|材料| 新鲜生姜60克，醋少许，红糖适量。

|做法| 生姜洗净，切片，用醋浸泡一昼夜。

|用法| 用时取姜3片，加红糖用沸水泡5分钟即可服用。

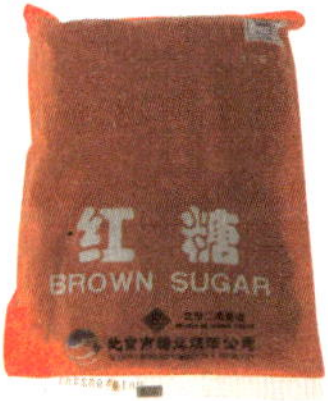

红糖

|功效| 具有温中和胃、降逆止呕的作用。

吴茱萸大蒜贴

|材料| 吴茱萸10克，大蒜5瓣。

|做法| 将大蒜去衣捣烂；吴茱萸研成细末，与大蒜拌匀，揉成5分钱硬币大小的药饼即成。

|用法| 外用，贴敷于两足心。

|功效| 和胃理气，止吐消食。

腹泻

腹泻又称为泄泻，是指排便次数增多，粪便稀薄或泻出如水样。中医将大便溏薄者称为“泄”，大便如水注者称为“泻”。本病一年四季均可发生，但以夏秋两季多见。本病分为急性和慢性两类。

葱白两叶泡脚

葱

|材料| 葱白、艾叶、盐各20克，臭椿树叶60克。

|做法| 将葱白、艾叶、臭椿树叶洗净，然后和盐一起放入锅中，用水煎煮即成。

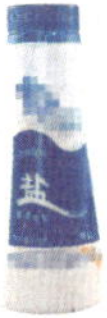

● 盐

|用法| 趁热洗双脚，每日2次，早晚各1次。

|功效| 调理肠胃，解毒止泻。适用于寒证、湿证泄泻，如暴泻、肠鸣、腹痛等。

伏龙肝姜大蒜灸

姜 蒜

|材料| 大蒜、大枣各12克，姜6克，伏龙肝30克。

|做法| 将上述材料一起捣烂成泥，贴敷于肚脐或腹部，再用艾绒温灸即可。

|用法| 外用，每日2次，早晚各1次。

|功效| 温中和胃，解毒化瘀，止泻止痛。适用于久泻不止者。

益母草姜蜜汁粥

姜

|材料| 益母草汁、蜂蜜各半大匙，生地黄汁、藕汁各40毫升，粳米半杯，姜汁少许。

|做法| 1.将粳米淘洗干净，放入锅中后加入适量清水熬煮成粥。

2.待粥熟时，加入益母草汁、生地黄汁、藕汁、姜汁、蜂蜜，煮成稀粥即可。

|用法| 温服，每日1次，早上或晚上服用效果最佳。

|功效| 健胃，发汗，祛湿，解毒。适用于寒性体质者及遭受寒湿引起的肠鸣腹泻者。

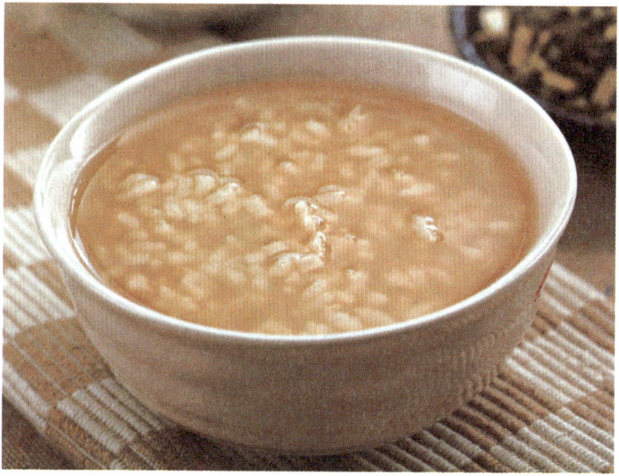

腹痛

腹痛是多种原因引起的腹部症状，主要是腹部器官的疾患。通过对腹痛部位、腹痛性质等的分析，可以大致推断出引发腹痛的病因，了解这些病因，对症治疗腹痛即可缓解或治愈。

附片葱姜粥

葱 姜

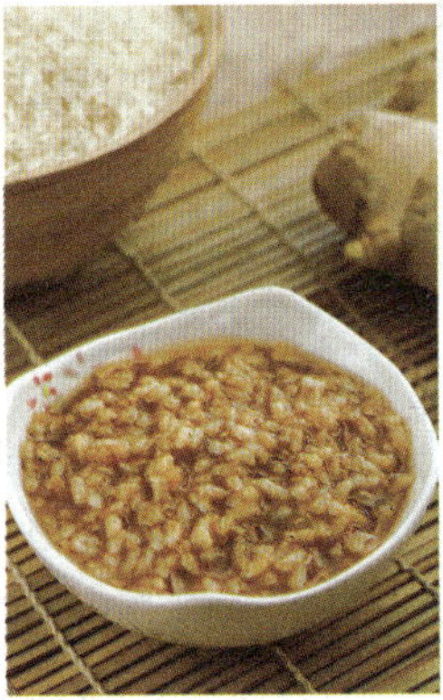

|材料| 制附片6克，干姜3块，葱白末5克，红糖15克，粳米100克。

|做法| 1.将制附片、干姜洗净，烘干研成粉末。

2.将制附片末、干姜末和淘洗干净的粳米一同加水煮沸，加入葱白末、红糖，继续熬煮成粥即可。

|用法| 日服1剂，分数次食用，3～5次为1个疗程。实证、热证者不宜服用。

|功效| 温中补阳，散寒止痛。对于肾阳不足、风寒湿痹、小腹冷痛、大便溏泻等病症有改善作用。

便秘

便秘是指由于粪便在肠内停留过久，以致大便次数减少、大便干结、排出困难或不尽。一般2日以上无排便，可提示便秘存在。如每日均排便，但排便困难且排便后有残便感，或伴有腹胀，也应归为便秘。

姜油入肛门

姜

|材料| 老姜1块，香油少许。

|做法| 将老姜切成长1寸左右大小的块状，再用草纸包好，煨熟后去除草纸，涂上香油，即可直接塞入肛门。

|用法| 外用，每日1次，5~7次为1个疗程。

|功效| 促进血液循环，开结通便。

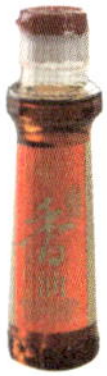

● 香油

大蒜药饼贴

蒜

|材料| 大蒜、苦丁香各10克，附子15克，炮川乌12克，香白芷9克，胡椒3克。

|做法| 将上述材料一起捣成粉末，并混合制成饼即可。

|用法| 外用，贴于脐部，隔日1次，3~5次为1个疗程。

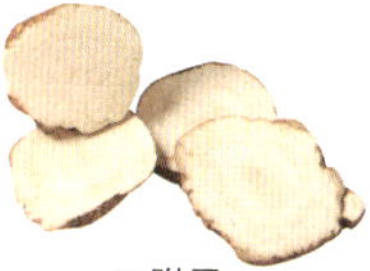

● 附子

|功效| 通利肠道，消肿止痛，对于便秘引发的肠道、腹部不适及肛门疼痛均有显著改善作用。适用于阴寒凝滞所致的大便秘结。

皂角刺葱白贴 葱

|材料| 葱白13克，五倍子、淡豆豉各6克，松子仁8克，皂角刺12克。

|做法| 将上述材料分别捣烂，并混合搅匀，直接贴敷于肚脐处，外用纱布和胶布固定即可。

|用法| 外用，隔日1次，5次左右为1个疗程。

|功效| 理气通便，排毒祛热。

大葱蘸草乌头末 葱

|材料| 大葱1根，草乌头末少许。

|做法| 将大葱洗净，用葱白蘸少许草乌头末。

|用法| 外用，直接塞入肛门内。

|功效| 温经通络，排毒止痛，通利肠道。适用于便秘、痔疮等。

温馨小叮咛

大葱不宜选择过粗或者过细的，要粗细适中，使用时也不宜用力过大，以免损坏肠黏膜。

肝炎

肝炎是肝脏炎症的总称，可指一组病毒性疾病，即通常所说的甲、乙、丙、丁、戊型肝炎；也包括由于饮酒过量、药物使用不当或摄入环境中有毒物质而引起的肝炎。肝炎在治疗之余可用食疗进行调理。

蒜泥绿豆汤

蒜

|材料| 大蒜50克，绿豆、白糖各适量。

|做法| 1.大蒜洗净后捣烂成泥。

2.在蒜泥中加入适量绿豆和清水一起熬汤，煮至绿豆熟透后，再加入白糖调味即成。

|用法| 趁热服用，每日服用2次，5~7日为1个疗程。

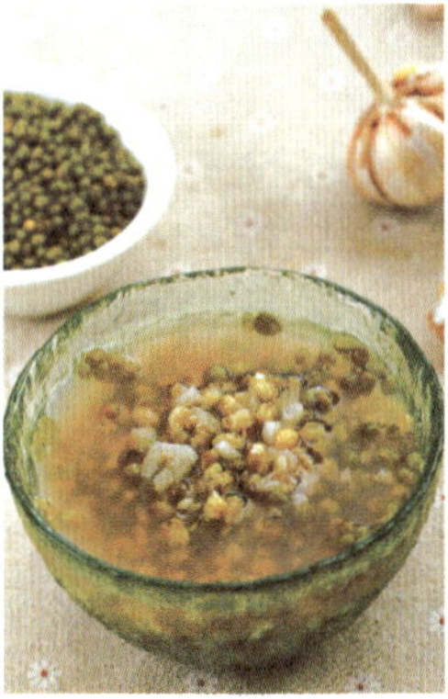

|功效| 理气通经，解毒消炎，养肝益肝。适用于缓解和改善慢性肝炎症状。大蒜不适合急性肝炎、肝经湿热的人久食。

高血压

高血压分为原发性和继发性两种，绝大多数患者的病因不明，为原发性高血压，主要表现为动脉压升高（连测数次的非同日血压，收缩压≥140毫米汞柱，舒张压≥90毫米汞柱）、头痛、头晕。

吴茱萸姜贴方 姜

|材料| 姜3克，吴茱萸30克，白酒少许。

|做法| 将姜和吴茱萸研磨成细末，加入白酒烧热，贴敷于足心，外用纱布和胶布固定。

|用法| 每晚贴敷1次，次日早晨去掉即可。

|功效| 温经通络，排毒止痛，宁神降血压。

大蒜拌茄子 蒜

|材料| 茄子200克，大蒜30克，盐、香油、酱油各1小匙。

|做法| 1.茄子洗净，切条；大蒜去皮，洗净后剁蓉。
2.将茄子条放入蒸笼蒸20分钟后。
3.将大蒜蓉、香油、盐、酱油等调料拌匀成味汁，淋在蒸好的茄子上即可。

|用法| 日常饮食，每日1次。

|功效| 行气解毒，排毒杀菌，降血脂，降血压。

菠菜姜醋方

姜

|材料| 菠菜250克，姜丝25克，酱油、香油各2小匙，花椒油、盐各1小匙，味精、醋各适量。

|做法| 1.将菠菜洗净后切段。

2.锅中加水烧沸，加入菠菜略汆烫，捞出沥干挤水。

3.将除菠菜外的所有材料拌匀成味汁。

4.将味汁倒入菠菜段中凉拌即成。

|用法| 随意食用。

|功效| 促进血液循环，清扫血管壁，降低血压。适用于体虚型的高血压患者。

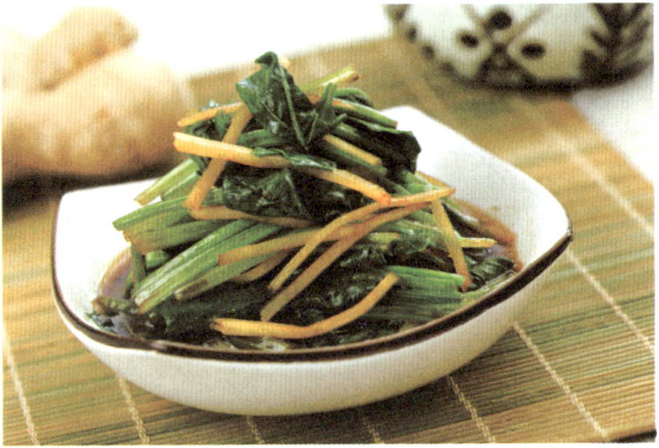

糖尿病

糖尿病是最常见的内分泌系统疾病，是由各种原因造成胰岛素相对或绝对缺乏及不同程度的胰岛素抵抗，使体内糖类、脂肪等代谢紊乱。典型症状为“三多一少”，即多饮，多尿，多食，体重减少。

生地黄姜汁方

姜

|材料| 生姜250克，生地黄1 500克，麦冬1 000克。

|做法| 麦冬去心与生姜、生地黄一同捣烂，挤出汁液，放锅中以小火煎煮，待其汤汁浓稠适宜即可。

|用法| 随时食用，每次服用1大匙，温开水送服。

|功效| 适用于消渴型糖尿病患者。

生姜消渴灵

姜

|材料| 生姜45克，葛根粉、黄芪、生地黄、玄参、生山楂各30克，黄精、炒川楝子、党参、女贞子各24克，怀山药5克，薏苡仁、陈藕叶各35克，制附片、玉竹各15克，丹参20克，枸杞子、白芍各18克。

|做法| 将以上药材以水煎煮，取药汁。

|用法| 每日1剂，分2次服用。或以5倍药量研粉制水丸，每日2次，每次服用10克。

|功效| 益气养阴，滋肾活血，降糖。用于缓解各类型糖尿病。

蒜末拌海带丝

蒜

|材料| 海带丝150克，蒜30克，白醋1大匙，盐、味精各少许。

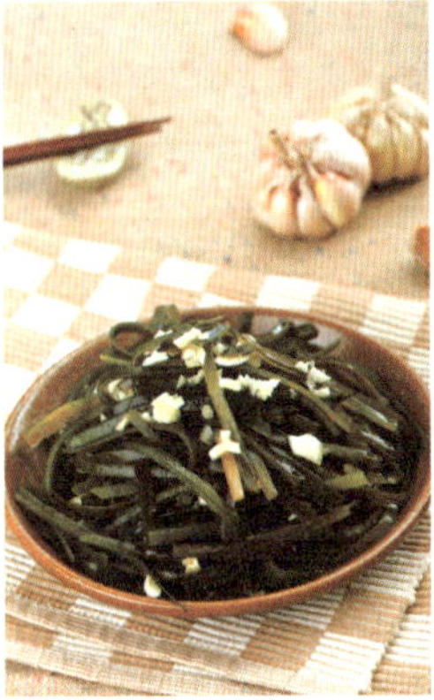

|做法| 1.锅中加入适量清水，用中火烧开，放入海带丝氽烫1分钟，捞出过凉，沥干，装盘备用。

2.将蒜切成末，加盐、白醋、味精兑成味汁，备用。

3.将味汁倒入海带丝盘中搅拌均匀即成。

|用法| 日常饮食，随时食用。

|功效| 海带是一种含碘量很高的海藻，多食海带能防治甲状腺肿大，还能预防动脉硬化，降低胆固醇与脂肪的积聚。大蒜可促进胰岛素的分泌，增加组织细胞对葡萄糖的吸收，提高人体葡萄糖耐量，降低体内血糖水平。

更年期综合征

更年期综合征是由于卵巢功能衰退，雌激素分泌水平下降而引起的自主神经系统功能失调，好发于46—50岁的中年女性。大多数更年期女性不需要特别治疗，但有更年期综合征者，会严重影响正常生活。

生附子葱粉贴

葱

|材料| 葱白20克，生附子末65克，面粉30克，白酒适量。

|做法| 将葱白洗净，捣烂成泥，加入生附子末、面粉、白酒，搅拌均匀。

|用法| 外用，贴敷于两足足心，并用纱布进行固定，每日1次。

|功效| 具有较好的清热解毒、降逆退热的作用。适用于更年期综合征引发的失眠、心烦、胸闷等症状的女性使用。

温馨小叮咛

生附子容易吸潮后变软，最好随用随买，用不完的要注意密封保存；如果受潮，要先烘干以后再碾成末，这样操作起来也会比较容易。

贫血

在一定容积的循环血液内红细胞数量、血红蛋白量及红细胞压积均低于正常标准者称为贫血。其中以血红蛋白最为重要，成年男性低于120克/升，成年女性低于110克/升，一般可认为贫血。

姜汁黄鳝焖饭

姜

|材料| 黄鳝150克，粳米100克，姜汁20毫升。

|做法| 1.将黄鳝处理干净后切成丝；粳米、姜汁分别备好。

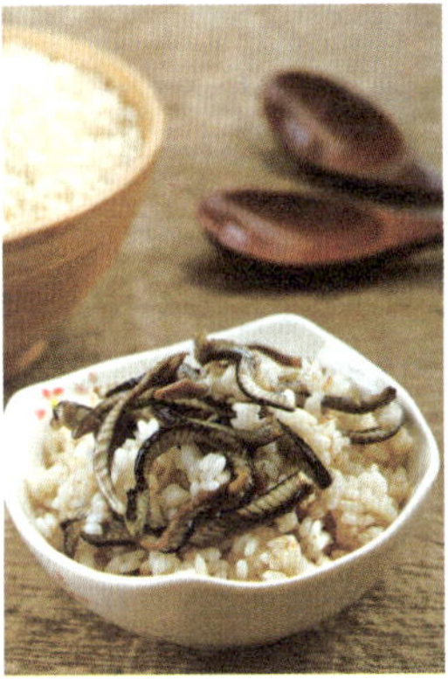

2.黄鳝丝与姜汁拌匀。

3.将粳米焖煮至熟，将黄鳝撒于饭上，改用小火焖熟即可。

|用法| 趁热食用，可加调料调味。

|功效| 健脾补虚，养血温中。对于贫血及其引起的消瘦乏力及病后虚损等症状有明显的缓解作用。

慢性肾炎

肾炎是一种较为严重的肾脏疾病，主要症状表现为血尿、少尿、蛋白尿、水肿、高血压等，严重的肾炎会导致死亡。肾炎有多种不同的类型，较常见的有急性肾小球肾炎、慢性肾小球肾炎等。

大蒜西瓜末

蒜

|材料| 大蒜适量，西瓜1个。

|做法| 1.将大蒜剥瓣、去皮。

2.西瓜洗净，从顶端切个小盖，挖除瓜瓤、籽后，装满大蒜，盖上小盖，密封置于糠火中煨至干枯。

3.取出研成细末，储瓶备用。

|用法| 温水送服，每日2次，每次5克。

|功效| 具有良好的解毒、消炎、利水的食疗功效。对于慢性肾炎及其引发的小便难下、尿道肿痛等症有很好的缓解作用。

温馨小叮咛

密封时可以先用纸贴上，再用黄泥封好；也可以留少许西瓜瓤，然后放入蒜，入蒸锅中隔水蒸好，取出后喝汤吃蒜。

尿路感染

尿路感染是由细菌侵犯尿路引起的炎症，多见于女婴、新婚女性和老年男性。根据炎症部位及起病急缓不同，可分为上尿路或下尿路、急性或慢性感染。常有不同程度的尿急、尿频、尿痛等症状。

葱盐贴熨

葱

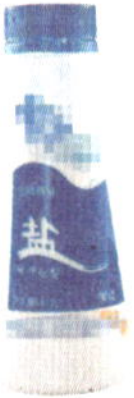

● 盐

|材料| 葱250克，盐500克。

|做法| 将葱洗净后切碎，与盐一起放入锅内同炒，炒至温热，再用布包裹贴敷于小腹及肚脐周围即可。

|用法| 外用，每次贴敷2～4小时，每日温熨数次，3～5日为1个疗程。

|功效| 通阳利水，排毒消肿。用于泌尿系统无器质性病变的尿潴留。

皮硝葱白贴

葱

|材料| 带须葱白3根，皮硝30克。

|做法| 将上述材料一起捣烂成泥，贴敷于肚脐上，并用热水袋温熨。

|用法| 每日早晚各1次，至小便通利即可。

|功效| 利水消肿，通淋排毒。适用于尿路感染引起的小便不利、艰涩难下等。

田螺葱白泥

葱

|材料| 带须葱白3根，田螺3只。

|做法| 将上述材料分别洗净，捣烂成泥，贴敷于脐下3寸处，外用纱布和胶布固定。

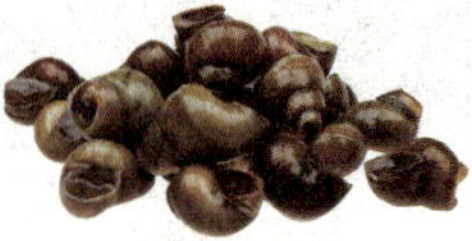

● 田螺

|用法| 每次贴敷1～2小时，每日温熨2次。

|功效| 通阳止痛，杀菌消肿。适用于尿路感染引发的小便疼痛、小便频多等。

白菜帮子葱大蒜熏

葱 蒜

|材料| 带须葱白8根，大蒜半个，花椒30克，胡椒15克，老白菜帮子8个，盐1小匙。

|做法| 将上述所有材料加水煎煮至沸腾后再稍煮片刻，然后趁热熏阴部。

|用法| 外用，每次熏半小时，每日至少熏2次，早上和晚上各1次。

|功效| 排毒，利水，通淋。适用于小便难下、尿道肿痛等。

中暑

中暑是指在高温或烈日下，体温调节功能紊乱引起的高热、惊厥、昏迷、痉挛等中枢神经系统症状。在高温条件下作业，受到光直接暴晒等，都是中暑最常见的诱因。中暑属于急证，必须紧急处理。

大蒜盐水

蒜

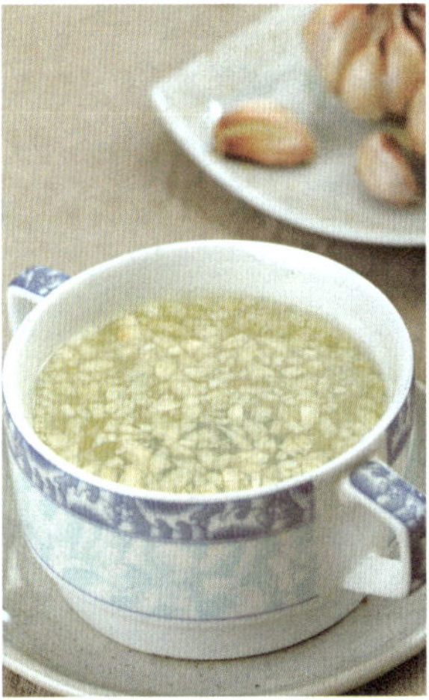

|材料| 新鲜大蒜1头，盐适量。

|做法| 将大蒜去皮，洗净后切成细末，然后和盐混合在一起，并加入适量的凉开水，调拌均匀即可。

|用法| 内服，每日1次，每次适量。

|功效| 排热毒，防中暑。适用于由中暑引起的心慌、头痛、呕吐、昏厥等不适症状。

扭伤

扭伤是闭合性软组织损伤之一。多在外力作用下，使关节发生超过正常范围的活动，造成关节内、外侧副韧带损伤。表现为关节出现疼痛、肿胀、皮下瘀血、关节功能障碍等。

姜大黄糊贴 姜

|材料| 姜、大黄（研末）各适量。

|做法| 将姜捣烂绞汁，过滤取汁，调入大黄末拌匀成糊状，贴敷于患处，贴上油纸，盖上纱布，用胶布固定。

|用法| 外用，每日1次。

|功效| 通络止痛，散瘀排毒。适用于急性腰扭伤、闪跌手足等。

大黄葱姜包 葱 姜

|材料| 带须葱白5根，姜汁小半杯，生大黄60克。

|做法| 1.将生大黄研成细末，调入姜汁搅拌至糊状。2.将葱白捣烂炒热，加入姜汁中，搅拌均匀后，用布包裹擦揉患处，擦至皮肤发热、发红为宜。

|用法| 外用，每日1次。

|功效| 活血化瘀，通经活络，消肿止痛。适用于急性腰扭伤，可缓解疼痛感。

蜀椒生姜粥

姜

|材料| 粳米150克，姜5片，蜀椒1小匙。

|做法| 1.将蜀椒洗净后晾干，再研成极细的粉末。

2.将蜀椒末与粳米一起调匀，放入水中煮粥。

3.在粥快要煮熟时，加姜片稍煮即可。

|用法| 此粥应趁热服用，建议每日2次，早晚各1次。

|功效| 活血化瘀，消肿祛痛。适用于扭挫伤引起的肿痛、红肿等不适症状。

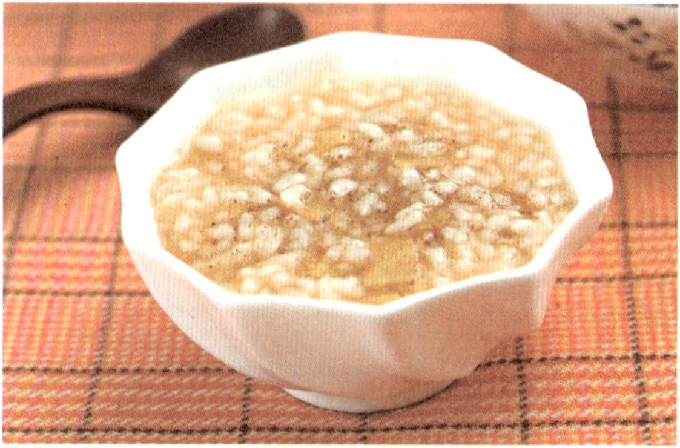

蚊虫叮咬

蚊虫叮咬和蜇伤多见于蚊子、蜜蜂或黄蜂等，受害者常为婴幼儿和青少年。一般情况下，蚊虫咬、蜇伤后局部皮肤会产生瘙痒和疼痛，还会出现小红丘疹，并伴随有叮痕或硬肿块等。

双草野菊大蒜泥 蒜

|材料| 大蒜6克，野菊花、鱼腥草、酢浆草各30克。

|做法| 将上述材料捣烂成泥，搅拌均匀后直接涂抹于患处，外用纱布和胶布包扎固定。

|用法| 外用，每日1次。

|功效| 清热解毒，消肿止痛。适用于因昆虫咬、蜇伤而引起的皮肤红肿热烫、疼痛难忍等症状。

葱叶泥 葱

|材料| 葱叶、盐各适量。

|做法| 将葱叶洗净后直接捣烂，加盐研成细末，敷于患处。

|用法| 外用，隔日1次。

|功效| 具有解毒止痛、清热消肿的作用。对毒虫咬伤有清毒作用。

葱泥蜜

葱

|材料| 大葱2根，蜂蜜30克。

|做法| 将大葱洗净，捣烂成泥，调入蜂蜜拌匀，敷于患部，盖上纱布，外用胶布固定。

|用法| 外用，每日1次，3次即可。

|功效| 清热解毒，消肿止痛。适用于蜜蜂、蝎蜇伤等引起的酸痛、肿痛、皮肤瘙痒等。

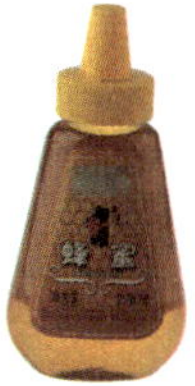

蜂蜜

薏苡仁绿豆蒜香汤

蒜

|材料| 新鲜莲藕150克，绿豆、薏苡仁各100克，大蒜、盐（白糖）各适量。

|做法| 1.莲藕洗净，去皮，切丝；大蒜去皮，切片；绿豆、薏苡仁分别洗净，入清水中浸泡两个半小时。2.锅置火上，加入适量清水，大火煮沸后放入莲藕丝、绿豆、薏苡仁、蒜片，煮至材料熟后转小火，继续煮20分钟，最后加盐或者白糖煮至入味即可。

|用法| 内服，随意饮用。

|功效| 清热解毒。绿豆所含元素能解百毒，也能帮助体内毒物的排泄。适合被蚊虫叮咬者食用。

关节炎

关节炎是一种常见的伴有全身症状的慢性关节疾病，多见于女性和老年人。患者多在早上起来后感到手指僵硬、手脚麻痹等不适。如果时间过久，关节疼痛就会慢慢扩大，从小关节疼痛发展成大关节疼痛。

草灰根粉葱姜泥 葱 姜

|材料| 姜60克，香樟根粉6克，连须葱白、糯米草灰各30克。

|做法| 将姜和葱白分别洗净，然后与香樟根粉、糯米草灰一起捣烂成泥，搅拌均匀后置于锅内炒热，贴敷于患处即可。

|用法| 每日1次，贴敷至病愈为宜。

|功效| 温经散寒，除湿止痛，对改善关节冷痛而导致的风湿痛有显著作用。

葱白胡椒粥 葱

|材料| 葱3根，粳米半杯，黑胡椒粒1小匙。

|做法| 1.葱洗净，取葱白部分切段；粳米洗净泡水1小时。

2.深锅内放入粳米和5杯水，用大火煮沸后改用小火

慢煮。

3.加入葱白及黑胡椒粒，煮至粥黏稠及香味飘出时即可。

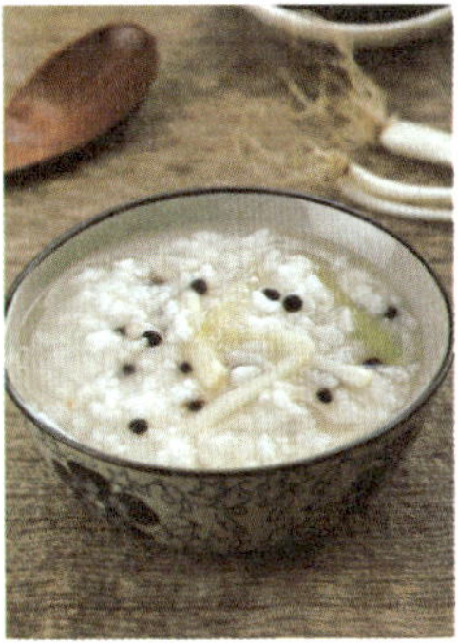

|用法| 每日2次，早上和晚上各1次，7日为1个疗程。

|功效| 发汗解热，温中散寒，活血通阳。有助于风寒后解表发汗，适用于由风寒引起的关节炎等症。

附子白术生姜汤

姜

|材料| 白术120克，生姜60克，炙甘草30克，炮附子3枚，大枣12枚。

|做法| 将上药以水煎煮，取药汁。

|用法| 每日1剂，分2次服用。

|功效| 具有祛风湿、温经络、止疼痛的功效。适用于有风湿身痛而烦、不能自转侧、大便干等症状的患者食用。

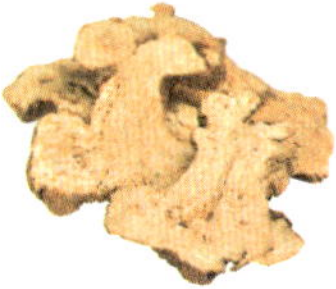

●白术

月经不调

月经不调是指与月经周期及月经量有关的疾病。表现为月经提前或推后7天以上，或不定期；量少或点滴即净；量多，淋漓不尽或行经超过8天，常伴腰膝酸软、头晕耳鸣、腹痛，并有下坠感、精神疲惫等。

红糖老姜荷包蛋汤

姜

|材料| 鸡蛋2个，老姜5克，红糖3大匙。

|做法| 1.将老姜洗净，拍烂，放入锅中，加入适量清水用小火煮20分钟。

2.将火关小，鸡蛋轻轻磕入姜水中保证其呈荷包蛋形态，煮至鸡蛋浮起。

3.根据自己的口味，加入适量红糖搅拌均匀，盛入碗中即可饮用。

|用法| 趁热服用，每日1次。

|功效| 老姜和红糖能有效缓解女性因身寒体虚所导致的痛经，可促进子宫收缩，排出产后宫腔内的瘀血，使子宫早日复原。

痛经

痛经大多数是生理性的，只有少部分需要治疗。痛经通常由体内前列腺素分泌过多导致子宫痉挛引起，这种状况通常会在生育后有所减轻。中医学认为，痛经多因体质虚寒、气血瘀滞所致。

艾叶生姜方 姜

|材料| 艾叶9克，生姜3片，红糖1匙。

|做法| 将生姜、艾叶、红糖一起煎汤。

|用法| 每日1次，连服数日。

|功效| 适用于因受寒或过食生冷食品引起月经来潮时的小腹冷痛。

鲜姜方 葱 姜

|材料| 鲜姜125克，盐、大葱各250克。

|做法| 将鲜姜与盐、大葱一起捣烂，炒热，装入纱布袋内。

|用法| 热敷脐下丹田部（冷则用热水袋熨）。每次30～60分钟，每日3次，连敷3～4日。

|功效| 适用于痛经寒凝者。

姜枣通经茶

姜

|材料| 生姜丝10克，大枣7颗，花椒3克，红糖适量。

|做法| 将生姜丝与花椒、大枣一同入锅，加水煎煮，至大枣熟软，滤渣取汁后加红糖拌匀即可。

|用法| 经前10日开始饮用，每日2次。

|功效| 散寒、止痛、暖胃，加入红糖后可活血化瘀，有效缓解月经不调、痛经等。

双草血藤姜糖水

姜

|材料| 姜片12克，龙牙草、益母草、大血藤各30克，红糖10克。

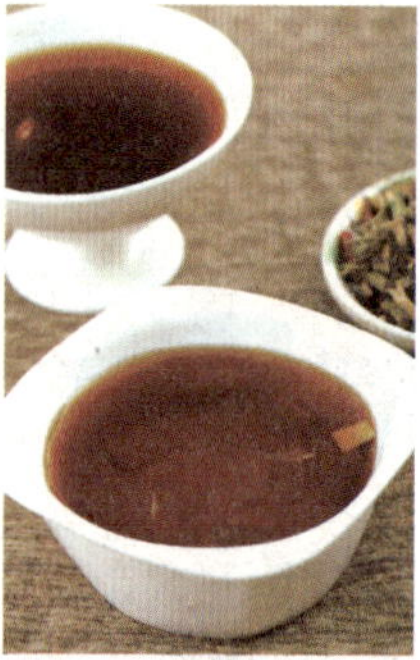

|做法| 将上述材料一起下锅，加水煎煮2次后取汁即可。

|用法| 放温服用，每日1剂。

|功效| 适用于寒凝血瘀型痛经，此类痛经多因寒湿风冷内侵，凝结胞宫，致经前或经期冲任受阻，引起小腹疼痛，得热痛即减。

下篇

养生妙用之醋·茶·酒

醋、茶、酒不仅是人们日常生活中常用的材料，还具有很高的药用价值和养生作用。本篇将为您详述醋、茶、酒的养生保健功效。

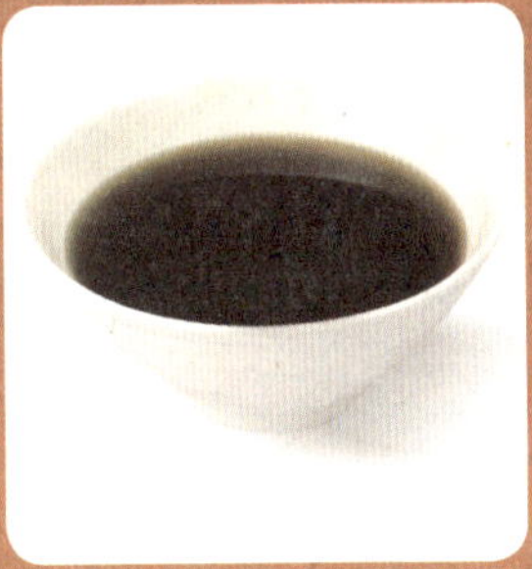

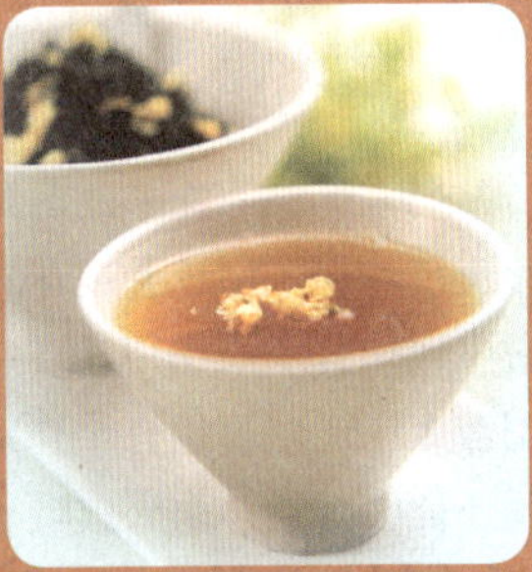

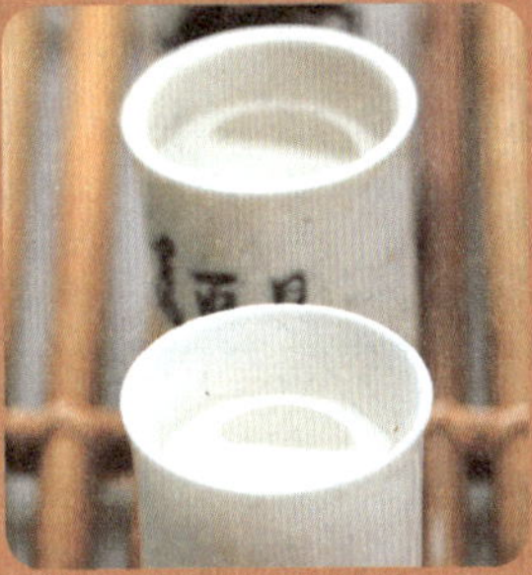

养生保健之醋

醋的保健功效

抑菌抗菌

醋具有一定的杀菌、抑菌能力。醋对甲型溶血性链球菌、卡他莫拉菌、肺炎链球菌、白色葡萄球菌和流感病毒等呼吸道致病微生物均有杀灭作用，在室内用醋熏30分钟后，除甲型溶血性链球菌仍有个别菌落外，其余全被杀灭。实验还证明，醋有杀灭白喉棒状杆菌和流行性脑脊髓膜炎、麻疹、腮腺炎病毒的效力。对于绿脓杆菌、发癣菌等多种细菌、真菌，醋也有很强的杀灭能力。在中医临床和民间验方中，都将醋广泛地用于防治外科、皮肤科的多种疾病，并取得了较好的效果。

开胃消食

唐代陈藏器所著的《本草拾遗》、清代王士雄所著的《随息居饮食谱》等医学著作中，都记载醋能

"开胃、消食"。

缓解腹泻下痢

腹泻、痢疾大多是在日常生活中误食了病菌污染的食物引起的，在民间多用"喝醋"的方法来进行缓解，这在我国已有很久的历史记载。如服食"姜大蒜醋"治腹泻，还有用火烧砖，然后将醋喷在热砖上，或将醋洒干毛巾上，盖在热砖上，趁热坐在上面，以改善腹泻。

降低胆固醇

有些中老年人，由于内分泌和血脂代谢的失调，摄入的胆固醇就会逐渐沉积在血管壁上，使血管腔变窄，并向外扩大至管壁中层，破坏管壁的纤维，引起结缔组织增生，使血管肥厚而硬化。

醋之所以能降低血胆固醇含量，是因为醋中含有烟酸和维生素C，它们都是胆固醇的克星。醋中的烟酸能促使胆固醇经肠道随粪便排出，使血浆和组织中胆固醇含量减少。此外，醋还能保护食物中的维生素

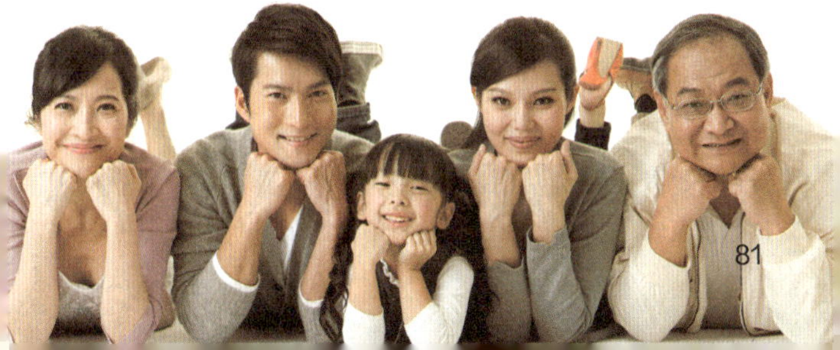

C不被破坏，长期食用醋可使体内维生素C不断增加，从而促使体内胆固醇含量降低。

防治感冒

在酿造醋的工厂里，工人们很少感冒，有的甚至工作二十几年也未患过感冒。即使是感冒流行期间，酿醋厂工人也很少有人被传染，这应该与他们长期接触醋有关。加上酿醋厂空气中的醋酸浓度使感冒病毒难以生存，所以醋厂工人不易感冒。因此，在日常生活中，如遇流行性感冒，不妨用醋熏蒸，其方法是取醋适量（每立方米空间2～10毫升），加1～2倍水稀释，用小火加热熏蒸。

改善高血压

我国民间很早就有用醋泡花生米来防治高血压的方法了。选用饱满带衣的生花生米半碗，倒入上等醋至满，浸泡7日。从第8日起每日早、晚各服10粒，可降低血压。

醋之所以能降低血压，是因为醋中含有维生素C和烟酸，能扩张血管，促进胆固醇的排泄，并能增强血管的弹性和渗透能力。

美容养颜

随着年龄的增长，人体中过氧化脂质会不断地增加，致使细胞的功能无法正常发挥。当体内过氧化脂质过多时，就会和体内的物质结合，生成具有毒性的过氧化物质。如果这种现象出现在皮肤上，会使皮肤的新陈代谢能力减退，而易使废物（如色素类物质）积聚在皮肤表面，形成老年斑。米醋对过氧化脂质的活性不仅有抑制作用，还有减少其生成的功能。因此，长期食用醋不仅能减少皮肤色素沉着，还具有延缓衰老的作用。

此外，醋中的醋酸、乳酸、氨基酸、甘油和醛类等化合物，对人的皮肤有柔和的刺激作用，能使血管扩张，加快皮肤血液循环，使皮肤光滑润泽。在民间有用醋浸泡鸡蛋，然后用蛋清涂抹皮肤或者食用以改善皮肤黄褐斑、牛皮癣、神经性皮炎等皮肤病的方法。

减肥瘦身

醋中含有氨基酸，除了可以促进人体内过多的脂肪转变为体能被消耗，还可使糖的代谢顺利进行，有很好的减肥作用。

解酒醒酒

饮酒过多，会使血液中酒精浓度增加，浓度越高，醉的程度就越重。有资料指出，单独饮酒与饮酒的同时饮用醋，血液中的酒精浓度会有所差异，也就是说，如果在饮酒的同时饮用醋，就能降低血液中的酒精浓度，从而减轻或延缓大醉状态的出现。这是因为醋中含有多种成分，这些成分相互配合，使醋能缓解酒精对消化系统的抑制作用，增加胃液分泌，扩张血管，利于血液循环，提高肝脏的代谢能力，增强肾脏的功能，加快尿液的排出，促使酒精从人体内迅速排出。

醋的使用禁忌

食用醋时量不宜过大

一般说来，成人每日可食用醋20～40毫升，最多不要超过100毫升。老弱妇孺及患者则应根据自己的体质，适当减少用量，为了治病而无节制地饮醋是不可取的。

空腹不宜喝醋

不论你的胃肠多强健，都不适合在空腹时喝醋，以免因刺激分泌过多胃酸，损伤胃壁。一般在餐与餐之间，或饭后1小时再喝醋，不容易刺激胃肠，并且还能帮助消化。

胃酸分泌过多和胃溃疡患者不宜食醋

醋中含有大量的有机酸，可以促进体内的消化液分泌量增多，增加胃酸的消化作用，而醋本身也有一定的腐蚀作用，胃溃疡或者胃酸分泌过多者食用醋后可能会损伤胃、肠黏膜或增加胃液分泌量，从而加重病情，故胃酸分泌过多和胃溃疡患者不宜食醋。

骨质疏松、骨折患者不宜食醋

《本草纲目》中记载醋“多食损筋骨，亦损胃”，就是说食用醋过多不仅会对胃产生损害，还会损害筋骨。醋中含有的醋酸可能会使骨骼软化，加重骨质疏松症患者的病情，骨折者也不宜食醋，以免影响骨骼受损处的正常恢复。

食用羊肉时不要加醋

羊肉性温热，具有益气补虚、温中暖下、补肾壮阳等食疗功效。醋性温，有开胃、活血、杀菌等作用，羊肉与醋搭配不仅会削弱两者的食疗作用，还会产生对人体有害的物质。

海参不宜和醋一起食用

酸性环境会让胶原蛋白的空间结构发生变化，蛋白质分子会出现不同程度的凝集和紧缩。因此，加了醋的海参不但吃起来的口感、味道有所下降，而且由于胶原蛋白受到破坏，其营养价值也会大打折扣。

炒胡萝卜不要放醋

胡萝卜内含有大量的胡萝卜素，人体摄入后，可以转变成维生素A。维生素A可以维护眼睛和皮肤的健康。但是醋能破坏胡萝卜素，如果炒胡萝卜时放醋，胡萝卜素就会被破坏殆尽。

绿叶菜不宜和醋搭配

有人习惯在烹调绿叶菜时加点醋，这样不妥。绿叶菜中含有丰富的叶绿素，叶绿素在酸性条件下一旦加热就会极不稳定，从而使绿叶菜的营养价值大大降低。

食醋过多对牙齿不好

如果长期喝醋，牙齿会被腐蚀，因此应用水稀释后再喝，喝后记得用水漱口。

长期用醋洗头会损害发质

醋可软化角质，从这个角度来说，醋会起到柔发、养发的作用。但长期使用反而会损坏发质。

如何选购与保存醋

优质醋应透明澄清，浓度适当，没有悬浮物、沉淀物、霉花浮膜。醋从出厂时算起，瓶装醋3个月内不得有霉花浮膜等变质现象，散装醋1个月内不得有霉花浮膜等变质现象。

醋的选购

选购醋时一是看颜色，醋有黄、白两种，优质醋要求为琥珀色、红棕色或黑紫色。二是闻香味，优质醋酸味芳香，没有其他气味。三是尝味道，优质醋酸度虽高但无刺激感，酸味柔和，稍有甜味，不涩，无其他异味。

如何辨别假醋

真醋的颜色为棕红色、深褐色或无色透明，有光泽；有熏香、酯香或醇香，酸味柔和，稍带甜味，不涩，回味绵长；浓度适当，无沉淀物。假醋则多用工业冰醋酸直接加水制成，颜色浅淡，发乌，开瓶后酸气冲眼睛，无香味，而且口味单薄，有明显苦涩味，还有沉淀物和悬浮物。

醋的储存技巧

盛放散装醋的瓶子一定要干净无水，在装醋的瓶中加入几滴白酒和少量盐，混匀后放置，可使醋变香，不容易长白醭，能储存较长时间。也可在盛醋的瓶子中加入少许香油，使表面覆盖一层薄薄的油膜，从而防止醋发霉变质。

另外，醋不宜用铜器盛放，铜质器皿盛放醋会使铜与醋酸等发生化学反应，产生醋酸铜等物质，食之对健康不利。若在醋瓶中放1段葱白、几个大蒜瓣也可起到防霉的效果。

醋之养生保健方

醋有很多保健功效，用醋与其他材料制作而成的醋方，适用病症不仅更加多样，而且食疗功效也会加倍，是不可多得的保健佳品。

黑醋大蒜

材料 大蒜500克，黑醋800毫升（大蒜与黑醋的量可根据自身需要调整）。

做法 1.大蒜剥皮，洗净，放到通风处晾干。

2.将大蒜放入玻璃瓶内，倒黑醋（不喜欢酸味的人可加少许蜂蜜）。密封，放置阴凉干燥处。

3.每天摇晃瓶身几次，使大蒜能够被黑醋腌渍均

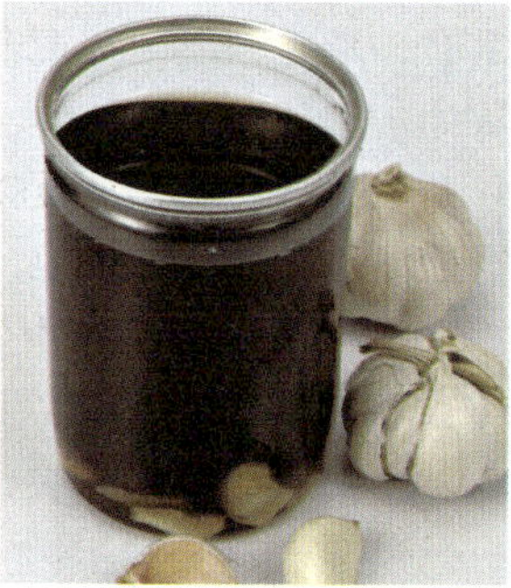

匀。1个月后，就可以开瓶食用。

|用法| 每天吃2～3瓣大蒜，喝黑醋20毫升（加冷开水稀释），早晚各喝1次。

|功效| 降血压，降血糖，减少脂肪的堆积。

醋香蕉

|材料| 香蕉6根，白醋500毫升，柠檬半个。

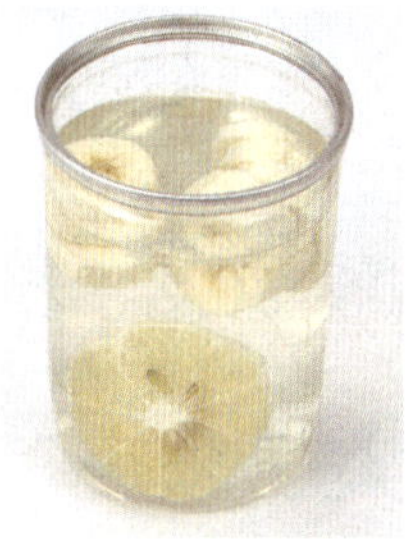

|做法| 1.柠檬洗净，切成片。

2.香蕉去皮，切段。

3.将香蕉段放入玻璃瓶内，再倒入白醋，以没过香蕉为宜。最后，放入柠檬片，密封。

|用法| 每天早、晚餐前各吃1次，每次吃1根香蕉的分量。如果同时再喝1小匙醋，效果会更好。

|功效| 稳定血糖，降低胆固醇。

酸辣漱牙水

|材料| 山柰、细辛、薄荷、韭菜子各6克，陈米醋90毫升。

|做法| 将前四味药研成细末，加入米醋，浸泡36小

时后过滤，瓶储备用。

|用法| 冷漱3分钟，连用3次。

|功效| 补肝肾、散瘀解毒。适用于龋齿疼痛。

糖醋蒜

|材料| 大蒜500克，醋500毫升，红糖200克。

|做法| 将大蒜洗净、掰瓣，放入瓶内，倒入红糖、醋，密封浸泡30日以上即可。

|用法| 空腹服用，早起服用为最佳，每日食用大蒜4～5瓣，喝少许汁液。

|功效| 理气降压、排毒消炎。适用于高血压患者。

热敷醋方

|材料| 食醋300毫升。

|做法| 将醋倒入盆中，加热水半盆，再将毛巾浸上热醋水，备用。

|用法| 外用，热敷小腿肚。

|功效| 止痛。适用于两腿酸痛、腰背痛。

山楂萝卜醋汤

|材料| 生山楂10个，白萝卜1个，醋适量。

|做法| 将以上三味加水共煎。

|用法| 每日1剂，分3次服用，喝汁的同时可以食用山楂和白萝卜。

|功效| 润肠通便。适用于便秘。

白萝卜糖醋方

|材料| 白萝卜250克，白糖、米醋各适量。

|做法| 先将白萝卜洗净，削去表皮，然后用凉开水冲洗后切成薄片，再加入米醋和白糖拌匀即可。

|用法| 佐餐食用，每日2次。

|功效| 开胃消食，止咳化痰，杀虫止痢。

花椒醋漱方

|材料| 花椒15克，醋60毫升。

|做法| 将以上两味材料共同煎煮10分钟，去渣取汁即可。

|用法| 放置温热后含漱2分钟。

|功效| 具有较好的活血止痛的作用。适用于牙痛患者。

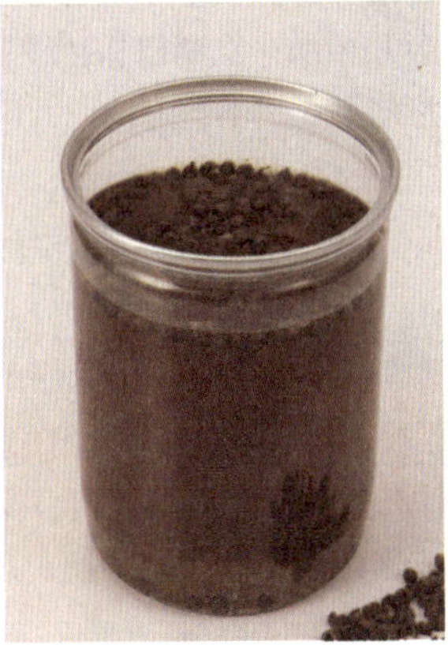

茶叶醋方

|材料| 茶叶5克，醋50毫升。

|做法| 先将茶叶加水煎汤200毫升，去渣取汁，加入醋调匀。

|用法| 顿服。

|功效| 缓急止痛，活血散瘀。对于腰痛难转等症有一定的缓解作用。

烫伤醋洗方

|材料| 醋适量。

|做法| 烫伤无破损者可立即用醋冲洗烫伤部位然后将叠成四层的纱布放在醋中浸湿，贴在烫伤处，隔一会儿再加一点醋以保持纱布湿润，半个小时后烫伤处疼痛渐止，不起疱。

|用法| 外用。

|功效| 散瘀解毒。适用于烫伤。

糖醋黄瓜卷

|材料| 黄瓜200克，糖10克，醋10毫升，香油2克。

|做法| 先将黄瓜切成小段后再去除瓤及籽，仅留其皮肉，将糖醋调好，把黄瓜卷放入浸约半个小时，放上香油即成。

|用法| 佐餐食用，凡遇冷后胃痛者不宜多食。

|功效| 清热，解毒，止渴，利尿。适用于高脂血症患者服用。

大蒜白糖醋方

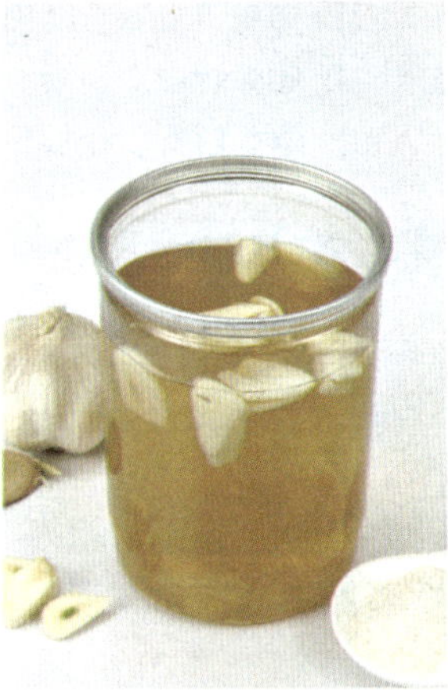

|材料| 紫皮大蒜3瓣，白糖适量，醋10毫升。

|做法| 先将大蒜切成片，用白开水200毫升泡15分钟左右，然后将大蒜取出，加入白糖、醋调匀即成。

|用法| 日服1剂。

|功效| 促进消化、解油腻，行气血、暖脾胃、解毒杀虫。

木鳖子蛋黄油醋方

|材料| 木鳖子5枚，鸡蛋1个，陈醋少许。

|做法| 先将木鳖子去皮，加陈醋研成汁。再把鸡蛋煮熟，去白留黄，置锅内，上火熬之，并用筷子搅炒，待蛋黄变黑出油时滤取蛋黄油。

|用法| 洗净患处，先涂蛋黄油，然后再敷木鳖子汁。

|功效| 散瘀，解毒，生肌。适用于牛皮癣。

万年青叶醋方

|材料| 鲜万年青叶3～5片，醋50毫升。

|做法| 先将鲜万年青叶捣汁，加醋混匀即成。

|用法| 频频含咽。

|功效| 清热解毒，化瘀止血。适用于咽喉肿痛。

茶叶醋漱方

|材料| 茶叶3克，白醋10毫升。

|做法| 先将茶叶用开水冲泡5分钟，然后取泡好的茶汁加入白醋，混匀即成。

|用法| 用其多次漱口，含漱后吐出，每日含漱2～3次。

|功效| 散瘀止痛。适用于牙痛患者。

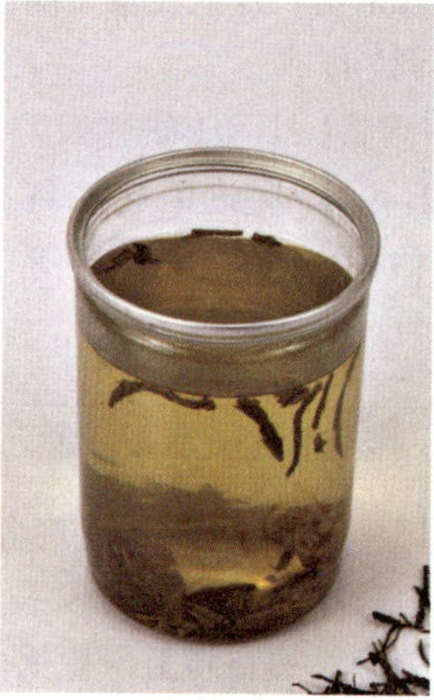

蒜姜泡醋

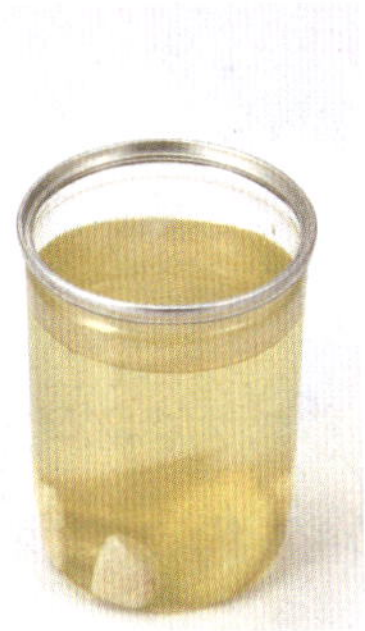

|材料| 大蒜、生姜各50克，醋250毫升。

|做法| 1.将大蒜去皮，洗净、掰成瓣；生姜洗净、切成片。

2.蒜瓣和姜片一起放入瓶内，再倒入醋密封保存，30日后即成。腹痛时，食少许大蒜、生姜，喝15毫升浸泡液。

|用法| 口服，每日1～2次。

|功效| 适用于受凉或风寒引发的腹痛。

绿豆大黄醋方

|材料| 绿豆、生大黄（炒）、米醋各适量。

|做法| 先将以上前两味研为细末，再用米醋调匀成糊状，即可。

|用法| 外用，涂于患处。

|功效| 清热解毒，散瘀。适用于烧烫伤。

木瓜生姜醋方

|材料| 木瓜60克，生姜9克，醋100毫升。

|做法| 木瓜切块，生姜切片，把两者放入砂锅中，加醋煎煮。

|用法| 日服1剂，分早晚2次服完，连服7~10剂有明显效果。

|功效| 疏风散寒，去湿止痒。适用于风湿外袭型荨麻疹。

大枣陈醋方

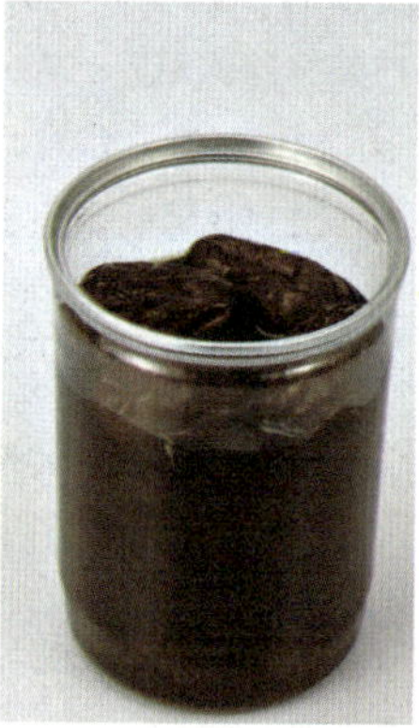

|材料| 大枣120克，陈醋250毫升。

|做法| 先将大枣清洗干净，用陈醋煮枣，待煮至醋干即成。

|用法| 分2~3次将枣吃完。

|功效| 该方具有良好的活血化瘀、消肿软坚、养血补肝、散瘀解毒的功效。适用于脱肛患者食用。

黄柏苍术醋方

|材料| 黄柏、苍术各100克，盐3~5克，醋250毫升。

|做法| 先将黄柏和苍术研成细末，与盐混匀，再与醋调成糊状，即成。

|用法| 外用，敷于患处。

|功效| 清热解毒，泻火燥湿。适用于阴囊湿疹等症。

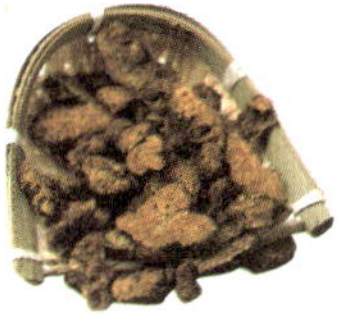

● 苍术

鲤鱼茶醋方

|材料| 鲜活鲤鱼1条，茶叶5克，醋适量。

|做法| 先将鲤鱼剖杀洗净，加茶叶、醋和水煎煮至鱼熟。

|用法| 顿服。

|功效| 清热解毒，利水消肿，健胃补脾。适用于慢性肾炎患者。

地龙吴茱萸醋方

|材料| 干地龙10条，吴茱萸1.8克，面粉、醋各适量。

|做法| 先将干地龙、吴茱萸共研为细末，与面粉和醋调成糊状，备用。

|用法| 敷于两足心，用布包扎，每日1～2次。

|功效| 清热解毒。适用于阴虚火旺之口疮。

米醋茶

|材料| 米醋100毫升，茶叶30克。

|做法| 将茶叶加水500毫升煎成150毫升，或用沸水冲泡；再将茶汁与醋混合。

|用法| 分3次灌服或饮服。

|功效| 开窍醒神，去除恶气。适用于轻微的煤气中毒者。

吴茱萸连栀醋方

|材料| 吴茱萸6克，黄连、栀子各10克，醋适量。

|做法| 先将前三味药研成末，分2次用醋调成糊状，做成饼，备用。

|用法| 外用，贴在两足心，每剂使用2次，每次贴6小时。

|功效| 解毒散瘀。适用于口疮。

甘薯醋方

|材料| 甘薯500克，米醋30毫升。

|做法| 先将甘薯洗净切块，加米醋和水适量，煮熟食用。

木耳糖醋方

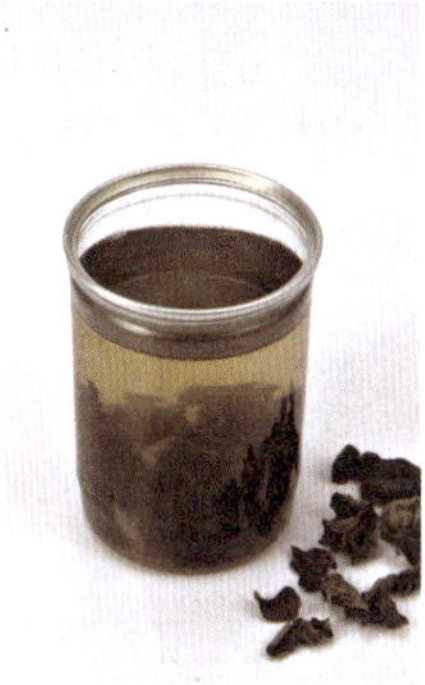

|材料| 木耳6克，冰糖、醋各适量。

|做法| 先将木耳在醋中浸泡10小时，再蒸1小时，最后加入冰糖，即成。

|用法| 每晚睡前服用，疗程不限。

|功效| 补气益血，养阴润肺。适用于冠心病气阴两虚者。

小麦麸醋方

|材料| 小麦麸1500克，醋1 000毫升。

|做法| 将以上两味拌和均匀共炒，趁热装入布袋内扎口，备用。

|用法| 外用，热敷患处，凉后再炒，每日2~3小时。

|功效| 具有祛风燥湿、止痛的保健功效。适用于风湿性腰腿疼痛者。

草莓醋方

|材料| 白草莓、白糖（冰糖）各1000克，醋900毫升。

|做法| 先将白草莓洗净沥干，除去蒂及破损果粒，放入大口瓶中，加入醋和白糖或冰糖，腌渍，每天搅拌1次，6日后即可饮用，再经6日可去草莓渣。

|用法| 经常饮用，代茶饮。

|功效| 祛风散寒，清热解毒。

香菜醋方

|材料| 香菜、香菜籽、醋各适量。

|做法| 先用香菜煮汤熏洗患部，同时用醋煮香菜籽，用布蘸湿后趁热覆盖患部。

|用法| 外用。

|功效| 消肿化瘀。适用于痔疮肿痛、肛门脱垂等症。

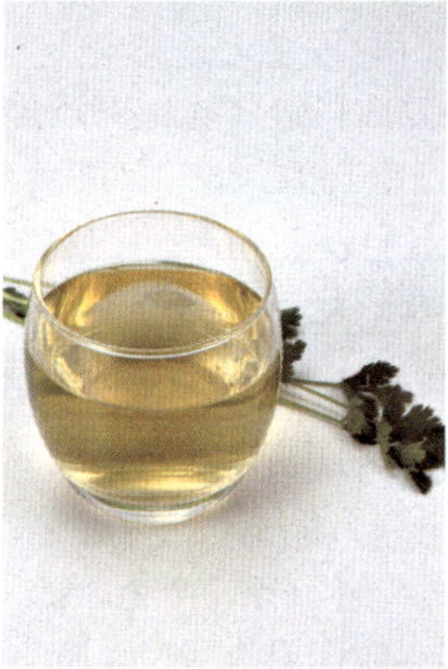

一杯好茶似良药

各种茶的茶性

茶圣陆羽在《茶经》中明确指出：“茶之为用，味至寒，为饮，最宜精行俭德之人。”明代著名医学家李时珍在《本草纲目》中也说：“茶苦而寒……最能降火。”由此可知，茶的本质是味苦，性寒。时至今日，古人的这一结论已不再完全准确。因为当时是以蒸青绿茶为主，即使到了明代，也是以炒青绿茶为主，而绿茶恰恰最大限度地保持了茶的本质属性。人的体质是多样化的，有些人的体质无法适应茶的寒性。人们为了让茶适合不同体质的需求，开始对茶性进行改造，于是就陆续出现了六大茶类。

六大茶类的出现，为茶性带来了变化，茶开始了由寒转凉、由凉转平、由平转温的过程，在口味上也有了相应的变化。这一改造的成功，使茶真正走进了人们的生活，成为日常养生最好的饮品。

茶类	制作特色	代表茶品	茶性特征
绿茶	不发酵的茶（发酵度可忽略不计）	西湖龙井、碧螺春、黄山毛峰、太平猴魁、六安瓜片、信阳毛尖	凉而偏寒
白茶	微发酵的茶（发酵度为10%以下）	白毫银针、白牡丹	性凉微寒
黄茶	轻度发酵的茶（发酵度为10%～20%）	君山银针、霍山黄芽	清凉平缓
青茶	部分发酵的茶（发酵度为10%～70%）	铁观音、大红袍、白芽奇兰、凤凰单丛、黄金桂、武夷肉桂、武夷水仙	性平
红茶	全发酵的茶（发酵度为80%～90%）	金骏眉、祁门红茶、正山小种、滇红茶	温热
黑茶	微生物发酵（发酵度为90%～100%）	黑砖茶、茯砖茶、青砖茶、花砖茶、米砖茶、普洱茶	性温

茶的保健功效

经过现代生物化学和医学的研究，证明茶叶既富含营养，又含有药用成分，在当今三大饮料中，保健功能首屈一指，是咖啡、可可无法比拟的，更是众多令人眼花缭乱的现代饮料所不能与之相提并论的。

在环境污染日趋凸显的今天，茶是人们的健康卫士，已被世界医学界公认为是“原子时代的理想饮料”和“当代最佳保健饮料”。

防癌、防辐射

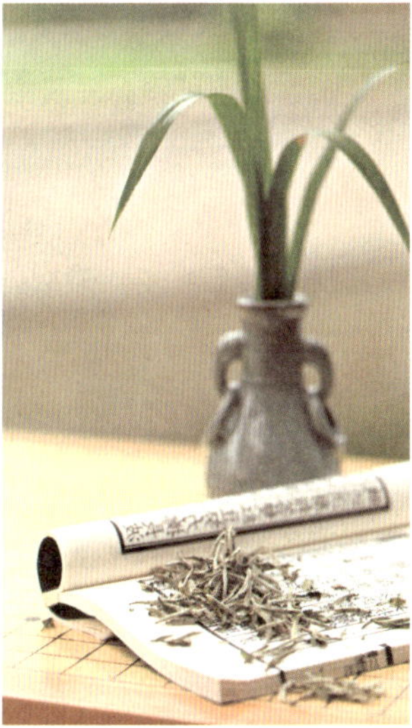

茶叶中的茶多酚类物质具有阻断致癌物质亚硝基化合物在体内合成、直接抑制癌细胞和提高人体免疫力的作用。茶叶中的茶多酚类及氧化物质，还可吸收放射性物质，减少其对人体的伤害。与此同时，茶多酚还能阻挡紫外线和清除紫外线诱导的自由基，从而维持黑色素细胞的正常功能，抑制黑色素的形成，起到保护机体的作用。

降血压

茶叶中的儿茶素类化合物和茶黄素，对血管紧张有明显的抑制作用。咖啡因与儿茶素能使血管壁松弛，增加血管的有效直径，通过舒张血管使血压下降。茶叶中的芳香苷具有维持毛细血管正常抵抗力、增强血管壁韧性的作用。因此，经常饮茶（尤其是绿茶），有助于降低血压。

美容减肥

常饮绿茶可预防皮肤中黑色素的沉积，使皮肤细

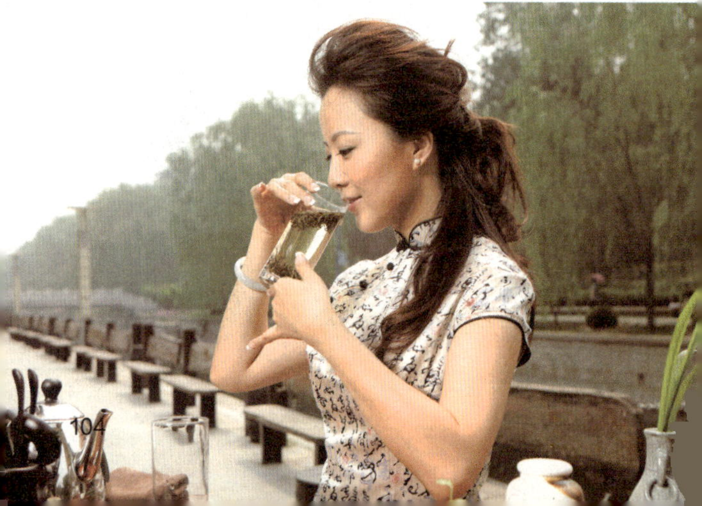

腻而有光泽。常饮乌龙茶可减肥，代谢体内多余的脂肪，有利于美体塑形。

防治心脑血管疾病

茶多酚对人体脂肪代谢有着重要的作用。人体的胆固醇、甘油三酯等含量较高时，血管内壁脂肪沉积，血管平滑肌细胞增生后会形成动脉粥样化斑块，引起心血管疾病。茶多酚，尤其是茶多酚中的儿茶素，有助于使这种斑状增生受到抑制，使形成血凝黏度增强的纤维蛋白原降低，从而抑制动脉粥样硬化的发生。

减轻重金属的危害

人体内重金属含量过高会出现免疫力低下、中毒等一系列症状，会导致出现慢性病，茶多酚对重金属具有较强的吸附作用，可减轻重金属对人体的危害。茶中的鞣酸可与毒素结合产生沉淀，减少人体对毒素的吸收。

消除烟毒

科学研究表明，绿茶具有广谱杀菌作用，不仅能够明显减少烟气中的有害物质，茶叶中的香味物质还能产生香气，对吸烟者的口腔和上呼吸道有消炎作用。

四季养生茶

春季清热养肝茶

春季养生需要好好调养肝脏，可以增强免疫力，让精力更充沛。在茶疗（茶饮疗法）上要饮花茶，如玫瑰花茶、茉莉花茶等。花草茶气味芬芳，清香爽口，有芳香开窍之功，能使肝气疏解，助阳气生发。

板蓝根茶

|茶方| 板蓝根2克。
|泡法| 用水煎煮，取其汤汁饮用。
|饮法| 每日可服用2次，3日为1个疗程。
|功效| 清热解毒，预防流感。

丁香洋甘菊茶

|茶方| 丁香花2克，洋甘菊5克，薰衣草3克，金莲花

2朵，蜂蜜少许。

|泡法| 将上述材料洗去灰尘后晾干，再一起放入玻璃壶内，用沸水冲泡，加盖闷15分钟后即可饮用。

|饮法| 每日代茶饮用。饮用前可加入少许蜂蜜调味，这样口感会更佳。

|功效| 缓解因肝火旺盛而引起的牙痛、咽喉痛、支气管炎、胃酸分泌过多等症。

养肝舒缓茶

|茶方| 玫瑰花5克，当归30克。

|泡法| 将两味茶材一同放入沸水中，煎熬15分钟左右，去渣取汁饮用。也可以直接用沸水冲泡。

|饮法| 代茶饮用，每日1剂。

|功效| 疏肝解郁，养肝明目。

玫瑰茉莉花红茶

|茶方| 红茶3克，玫瑰花2克，茉莉花1克，冰糖适量。

|泡法| 将上述茶材一同放入茶碗中，然后加入沸水冲泡，加盖闷3~5分钟。

|饮法| 每日代茶饮用。

|功效| 疏肝理气，养颜美容。

夏季消暑止渴茶

夏天是草木茂盛的季节，天地之气相交，万物茁壮成长。此时骄阳似火，昼长夜短，人体津液消耗甚大，气血多有不足。此时宜饮用些性凉的绿茶，清汤绿叶，幽香四溢，会给人以清凉之感，具有消暑、止渴的作用。

西瓜翠衣茶

|茶方| 鲜西瓜30克，鲜茅根15克，冰糖适量。

|泡法| 将西瓜去硬皮及果肉，捣碎；鲜茅根切碎。将两者以沸水冲泡，放冰糖，加盖闷5～10分钟即可饮用。

|饮法| 代茶温饮，每日1～2剂。

|功效| 西瓜是夏季解渴防暑的最佳水果之一，西瓜皮能生津止渴，祛暑热，白茅根具有清热凉血的功效，两者搭配入茶非常适合炎热多汗的夏季饮用，适用于暑热烦渴、小便短赤等。

薄荷香薷茶

|茶方| 薄荷4克，香薷、淡竹叶各3克，车前草5克。

|泡法| 1.将香薷、淡竹叶、车前草用水洗净。

2.将洗净的茶材与薄荷一同放入砂锅中，加3碗清水，煎沸5分钟，去渣取汁即可饮用。

|饮法| 代茶温饮，每日1～2剂。

|功效| 薄荷具有疏风散热、疏肝通窍、清利头目的功效，香薷能发汗解表、利尿退肿，淡竹叶能清热泻火，再搭配能清热解毒的车前草，非常适合炎热潮湿的夏季饮用，更适用于暑热感冒，症见胸闷、烦渴、小便短赤者。

梅子绿茶

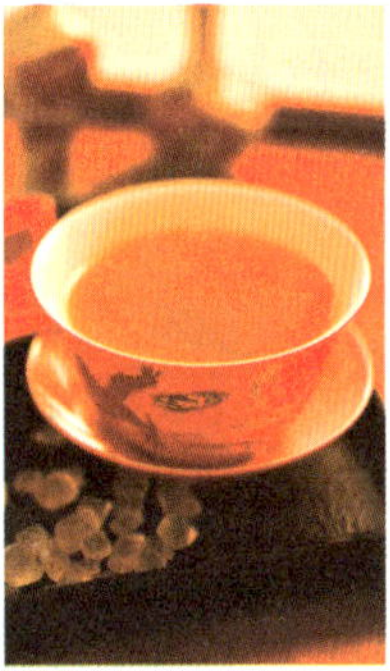

|茶方| 绿茶10克，青梅1颗，冰糖1大匙。

|泡法| 1.将冰糖加入沸水中熬化，再加入绿茶浸泡约5分钟。

2.滤出茶汁，加入青梅拌匀即可饮用。

|饮法| 每日1剂，饮用2～3次。

|功效| 青梅有增强食欲和杀菌抗菌的作用，如果与绿茶混合饮用，效果会更好。

秋季滋阴润肺茶

秋燥最伤肺，此时应以润肺、养肺为主，多多补充水分。茶饮上应选用乌龙茶一类的青茶，还可饮用一些止咳化痰、养肺滋阴的药草茶，如杏仁茶、百合茶、贝母茶、桑叶茶等。

杏仁茶

|茶方| 杏仁、冬瓜子、麻子仁各10克，白糖适量。

|泡法| 将上述茶材放在热水中浸泡数分钟，去皮后捣烂，置于锅中，加入白糖和水搅匀，烧开即成。

|饮法| 代茶温饮，每日1～2剂。

|功效| 润肠通便。适用于肠燥便秘者，症见大便干结、腹痛不适、口干舌燥。

桑叶梨冬茶

|茶方| 桑叶10克，鸭梨1个，天冬6克，生甘草5克，优质绿茶适量。

|泡法| 鸭梨切块，将以上五味用沸水冲泡，加盖闷泡5分钟。

|饮法| 代茶温饮，每日1～2剂。

|功效| 清热生津，润肺止咳。

百合麦味茶

|茶方| 百合、麦冬各10克，五味子6克，杏仁5克，优质绿茶适量。

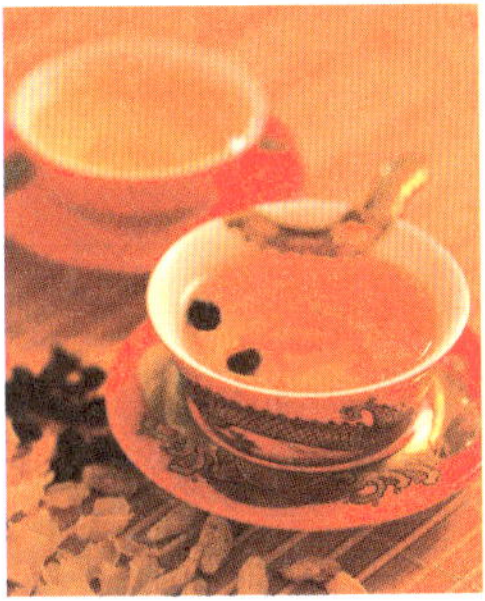

|泡法| 将以上中药与绿茶用沸水冲泡，加盖闷泡5～10分钟，滤渣取汁饮用。

|饮法| 代茶温饮，每日1～2剂。

|功效| 滋阴，润肺，止咳。适用于秋季燥咳、肺热咳嗽，大便不通等。

橘红茶

|茶方| 橘红3～6克，绿茶5克。

|泡法| 用沸水冲泡，再放入锅内隔水蒸20分钟。

|饮法| 每日1剂。

|功效| 理气化痰，止咳润肺。适用于秋季咳嗽痰多、咳痰不爽等。

冬季御寒保暖茶

冬季，人体生理功能减退，阳气渐弱。中医学认为“时届寒冬，万物生机闭藏，人的机体生理活动处于抑制状态，养生之道，贵乎御寒保暖”，因而冬天喝茶以红茶为最佳。

阿胶红茶

|茶方| 阿胶6克，红茶3克。

|泡法| 将上两味茶材用沸水冲泡，待阿胶溶化，趁温饮之。

|饮法| 每日1剂，代茶饮用。

|功效| 阿胶甘平质润，具有补血滋阴、润燥、化痰定喘的功效，可用于血虚、虚寒、肺热咯血、燥咳痰少、鼻燥咽干等；红茶是全发酵茶，具有暖胃、滋阴补肾之功，故此茶饮适合寒冷的冬季饮用，适宜症见血虚头晕、面色萎黄和血虚体质者饮用。

椰香奶茶

|茶方| 红茶包1个，椰汁150毫升，冰糖适量。

|泡法| 1.茶壶中放入200毫升沸水，将红茶包放入其

中闷泡5分钟左右。

2.将椰汁和冰糖加入红茶中，再泡5分钟左右即可。

|饮法| 代茶饮用，每日2～3次。

|功效| 红茶有暖胃的作用，搭配椰汁味道更加香甜。此茶饮具有暖身、健胃的茶疗功效。

糯米红茶

|茶方| 糯米50克，红茶5克。

|泡法| 将糯米洗净，放入锅中，加入适量清水煮。煮至糯米熟时，加入红茶，搅拌均匀即可饮用。

|饮法| 每日1剂，代茶饮用。

|功效| 益气养血。可改善身体虚弱症状，冬季多喝此茶有助于抵御严寒。

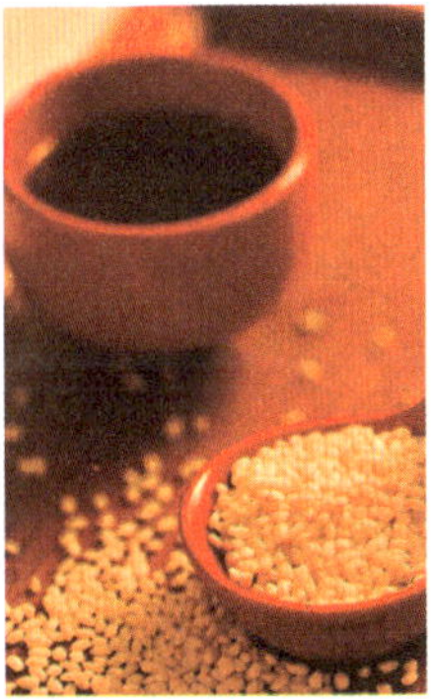

有保健功效的茶饮

安神助眠

睡眠质量差的人经常会被多梦困扰，醒后感觉头昏脑涨、神疲乏力。而导致这些症状的原因有气血不足、情志损伤等。现代医学认为，神经衰弱、脑神经兴奋过度、睡姿不正确等也是导致睡眠不好的原因。

酸枣仁白菊花茶

|茶方| 酸枣仁10克，白菊花3克。

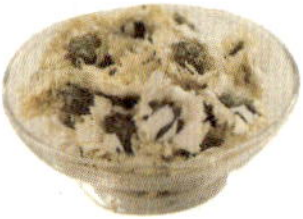

白菊花

|泡法| 酸枣仁、白菊花用水洗净，然后放入茶壶中，用沸水冲泡，加盖闷泡30分钟即可。也可以将酸枣仁洗净，放入锅中煎煮10～20分钟，取汤汁冲泡白菊花饮用。

|饮法| 代茶饮用，每日1～2剂。

|功效| 此茶可预防头痛、心悸、失眠等。

茉莉薰衣草茶

|茶方| 茉莉花3～5朵，薰衣草1小匙，蜂蜜适量。

|泡法| 将茉莉花和薰衣草放进茶杯中，冲入沸水，加盖闷1～2分钟后调入适量蜂蜜即可服用。

|饮法| 代茶饮用，每日数次，不拘次数。

|功效| 薰衣草可预防神经衰弱，缓解焦虑、紧张、恐惧等情绪，能帮助身体放松；茉莉花能放松神经，舒缓心绪。此茶饮芳香弥漫，有养心安神、疏肝解郁、补气养血的作用，可以舒缓忧郁型的神经官能症，改善不良睡眠。

莲子冰糖茶

|茶方| 绿茶10克，莲子30克，冰糖20克。

|泡法| 1.将莲子洗净，与冰糖放入锅中，煮成莲子汤。

2.以沸水冲泡绿茶，将茶叶汁加入莲子汤中，混合搅匀后即可饮用。

|饮法| 每日1剂，代茶饮用。

|功效| 莲子有养心安神的功效，和绿茶、冰糖一起冲泡饮用，能起到安神明目、健脑益智的作用。

护肝明目

肝主藏血，是指肝脏具有储藏血液和调节血量的功能，因此又有“肝为血海”的说法。人体各部位的生理活动皆与肝有密切关系。若肝有病变，可引起肢体麻木、运动不利、关节活动不灵或肢体屈伸不利等症。

杞菊决明子茶

|茶方| 决明子100克，菊花、枸杞子、冰糖各适量。

|泡法| 1.将决明子洗净后用小火炒至微黄，待冷却后储存于密封罐中。

2.每次取一小茶匙决明子，与菊花、枸杞子一起置于杯中，用热水冲泡。

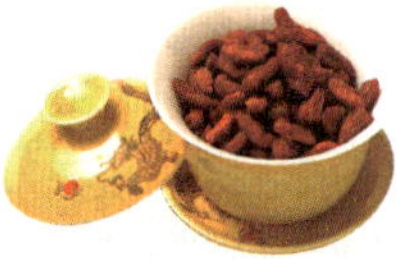

● 枸杞子

3.饮用时依个人口味添加适量冰糖即可。

|饮法| 代茶饮用，也可将泡好的茶水冷藏于冰箱内，喝时拿出温热即可。

|功效| 决明子具有清热明目、滋润肠道的作用，可用于目赤肿痛、头晕目眩、大便燥结等，搭配清热解毒的菊花和滋阴补肾的枸杞子，则具有清肝明目、润肺通便、祛火等功效，适用于目赤肿痛、便秘的患者。

养肾固精

肾脏的盛衰关系整个人生命的发展状态，老年人肾精衰退，筋骨便开始退化，骨骼僵硬，活动不再灵活。因此，许多临床试验中，大多会以补肾固精作为防治老年疾病的重要方法。

桂圆枸杞茶

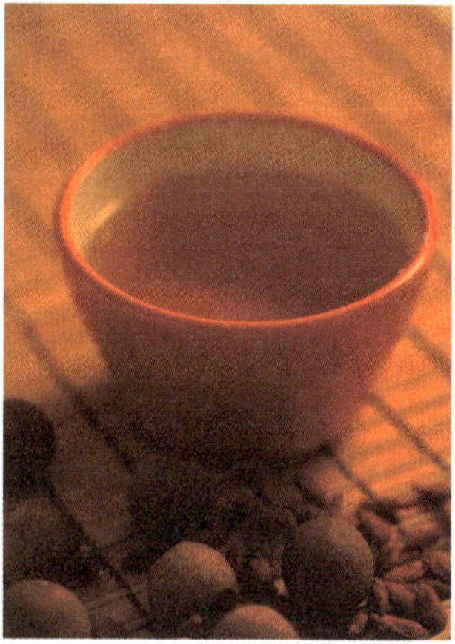

|茶方| 桂圆干5粒，白菊花15克，枸杞子10克。

|泡法| 将桂圆干、白菊花和枸杞子放入杯中，用沸水冲泡15分钟后即可饮用。

|饮法| 代茶频饮。

|功效| 桂圆补血，枸杞子补阴，二者搭配入茶，能补心脾、益气血、养肝肾，具有补肾安神的功效；搭配清肝明目的菊花，可用于健忘、神经衰弱、夜尿多、睡眠质

量差、压力大等，也适用于病后体虚、气血不足等。

桑椹茶

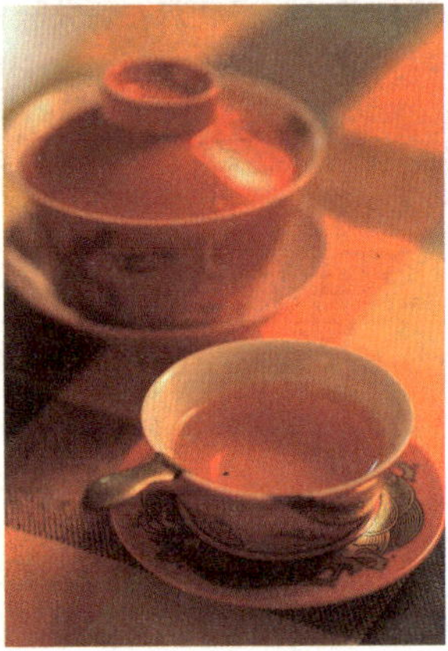

|茶方| 干桑椹40克，冰糖20克。

|泡法| 1.将干桑椹用温水洗净。

2.将桑椹和冰糖一同放入杯中，用沸水冲泡，15分钟后即可饮用。

|饮法| 代茶频饮，每日2剂。

|功效| 桑椹为凉血、补血、益阴之要药，有益肾固精、明目、安神、乌发的功效。对于女性来说，多吃桑椹可以抗衰老，滋养肌肤；对于男性来说，桑椹对生殖系统有着很好的调节作用。此茶具有滋肝肾、充血液的茶疗功效，适用于贫血、关节疼痛、因神经衰弱而引起的大便干燥等。

提神醒脑

很多人经常加班、熬夜，再加上活动过少，会感觉整日昏昏沉沉，严重影响工作和生活。自己以为是睡眠不足才导致精神不振，于是狠狠补觉，结果更加疲乏。其实可以通过饮用一些茶方，从而达到保健效果。

洛神茶

|茶方| 洛神花1朵，乌梅、冰糖各适量。

|泡法| 1.洛神花、乌梅一起放入茶杯中。

2.用沸水冲泡5分钟，加入冰糖，等冰糖溶化即可。

|饮法| 代茶饮用。

|功效| 缓解疲劳，提神醒脑。

醒脑清乏茶

|茶方| 鲜薄荷叶5片，柠檬1/3个，西洋参3克，蜂蜜适量。

|泡法| 1.柠檬洗净切片。

2.将薄荷叶、柠檬片、西洋参一同放入杯中，用沸水冲泡，加盖闷泡10分钟左右。

3.待茶晾至40℃左右，调入适量蜂蜜即可。

|饮法| 每日1剂，饮用3～4次。

|功效| 柠檬有开胃健脾、防毒解毒、促进血液循环的作用，经常喝柠檬汁可以振奋精神、消暑抗疲劳；薄荷能清利头目，疏肝行气；西洋参能清热养阴。以柠檬、薄荷、西洋参入茶，可以起到滋阴润燥、提神醒脑、消除疲乏的作用，适用于工作或学习中经常犯困疲乏的人。

薄荷茶

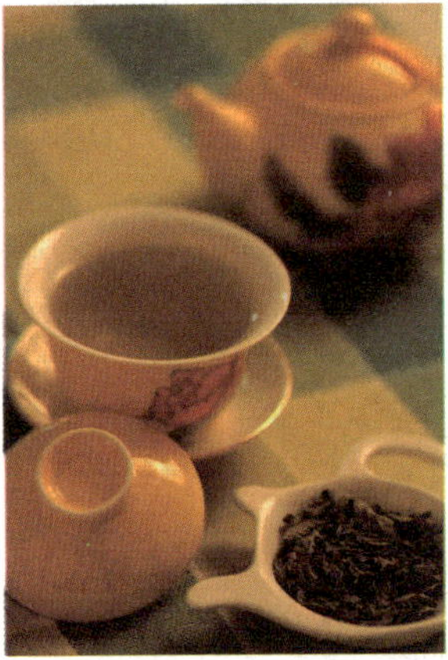

|茶方| 绿茶3克，干薄荷叶6克（鲜薄荷叶加倍），蜂蜜适量。

|泡法| 1.将绿茶、干薄荷叶（鲜薄荷叶）用开水浸泡5分钟左右。

2.根据个人口味调入适量蜂蜜即可。

|饮法| 代茶频饮。

|功效| 薄荷具有消除疲劳的作用，并且其特殊气味可提神醒脑、振奋精神，能让人平心静气、集中精力。

美容养颜

生活或工作的压力会使一些女性脸色苍白，肌肤暗淡无光。女人要想成为不败的花朵，需要水的滋养，尤其是具有调养作用的茶水。所以，从现在开始，精心调配属于你的养颜、美体茶吧！

柠香玫瑰茶

|茶方| 玫瑰花5朵，枸杞子半匙，柠檬汁1大匙，冰糖适量。

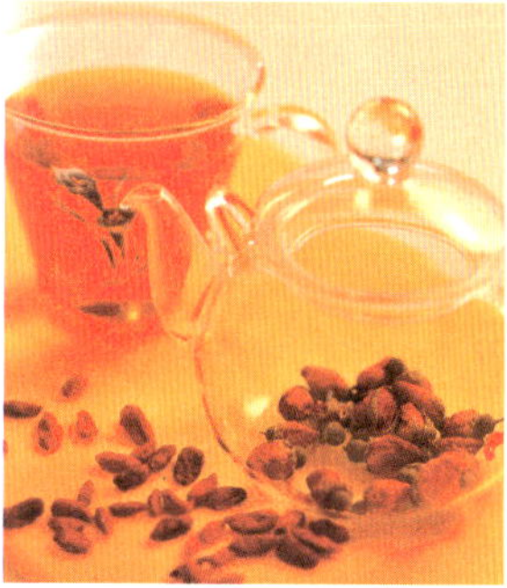

|泡法| 1.温热茶壶后，将玫瑰花和枸杞子一起放入茶壶内。

2.向茶壶中注入300毫升左右的热水，冲泡3～5分钟使之入味。

3.加入柠檬汁，再以适量冰糖调味即可。

|饮法| 每日1～2剂，代茶饮用。

|功效| 温润的玫瑰花茶，入口有一种柔和的香甜味道，行气活血，常喝有调理气血、醒脾和胃的茶疗功效。

消粉刺茶

|茶方| 桑白皮、桔梗、地骨皮、炙甘草各7.5克，麦冬、黄芩各5克。

|泡法| 将上六味茶材洗净后用500毫升水煎15分钟，过滤去渣。

|饮法| 早晚服饮。

|功效| 美白淡斑、祛痘。

芦荟蜂蜜茶

|茶方| 新鲜芦荟250克，蜂蜜4小匙。

|泡法| 1.将新鲜芦荟洗净，用刀去除绿色部分的叶皮，留下透明的叶肉，切小块。

2.将切成小丁的芦荟放入小锅中，加入200毫升清水煮沸后放凉。

3.最后依个人口味调入蜂蜜拌匀，即可饮用。

|饮法| 每日1剂，代茶温饮。

|功效| 芦荟是一种美容作用很强的植物，除了外用，代茶饮用可以平肝降火、醒酒健胃，还可以给肌肤补充水分，让你的肌肤水灵灵、白嫩嫩。

瘦身减肥

肥胖者脂肪沉淀在血管内，会使血管狭窄硬化，从而导致各种心脑血管疾病，如高血压、冠心病、动脉粥样硬化等，还容易出现便秘症状。利用茶疗消脂、减肥是一种非常理想的方法，属于肥胖族的你不妨试一试。

柠檬茶

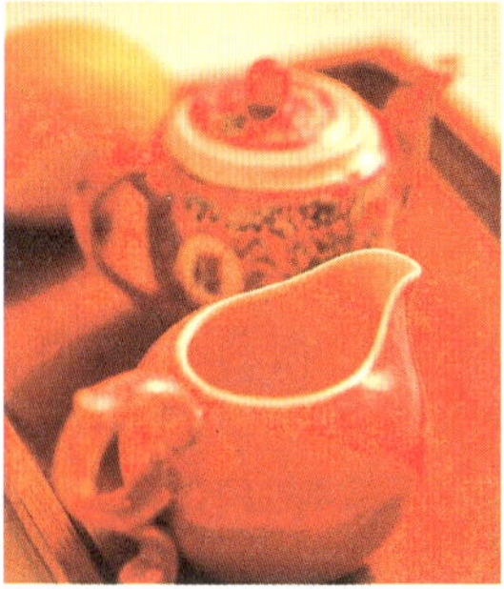

|茶方| 柠檬片、蜂蜜各适量。

|泡法| 1.柠檬片用沸水冲泡。

2.饮用时依个人口味调入蜂蜜。

|饮法| 温饮，每日可饮数次。

|功效| 消脂、减肥。适用于肥胖者。

消脂减肥茶

|茶方| 绿茶5克，大黄2克。

|泡法| 将绿茶、大黄一同放入茶壶中，用沸水冲

泡，10分钟后饮用。

|饮法| 每日1剂，分2次饮用，大黄可连续冲泡。

|功效| 大黄有清热祛火、凉血解毒、清涤肠胃的功效，搭配绿茶能起到很好的清热、泻火、通便、消积作用。

香蕉绿茶

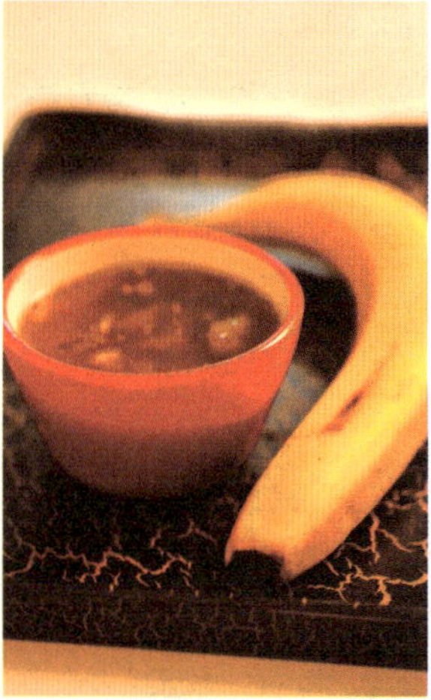

|茶方| 香蕉1根，优质绿茶5克，蜂蜜适量。

|泡法| 1.绿茶用热水冲泡好后，滤汁待用。

2.香蕉剥去外皮，将果肉研碎，再加入绿茶汁中，饮用时调入适量蜂蜜搅匀即可。

|饮法| 每日饮用2～3剂，温饮。

注：胃痛腹凉、脾胃虚寒的人应少饮此茶。因为香蕉性寒，绿茶性也属寒凉，二者共用，会加剧虚寒的症状。

|功效| 利尿、消肿、通便，预防及改善肥胖症状。

延年益寿

随着年龄的增长，人体气血逐渐呈衰退的趋势，并且体内代谢也逐渐减缓，免疫力下降。此时应滋补身体，以达到抵抗疾病、延年益寿的作用。茶疗是中老年人调养身体、延年益寿的极佳方法。

仲杞寄生茶

|茶方| 杜仲10克，枸杞子、桑寄生各15克。

|泡法| 将上三味茶材一同放入砂锅中，加水适量，煎沸20分钟后，滤渣取汁。

|饮法| 代茶温饮，每日1剂。

|功效| 桑寄生性平，味甘，能补肝肾、强筋骨、祛风湿，适用于腰膝酸痛、风湿痹痛、头晕目眩、四肢无力、血压升高等，搭配滋阴补肾的枸杞子和有温补效用的药材杜仲，则使此茶滋阴温阳、益肾强骨的作用更强。尤其适合老年人饮用。

乌龙冬瓜茶

|茶方| 乌龙茶5克，冬瓜皮25克，山楂肉20克。

|泡法| 1.将冬瓜皮和山楂肉放入砂锅中，加适量水煎

煮20分钟。

2.将乌龙茶放入茶壶中，再用上述滤取的茶饮冲泡。

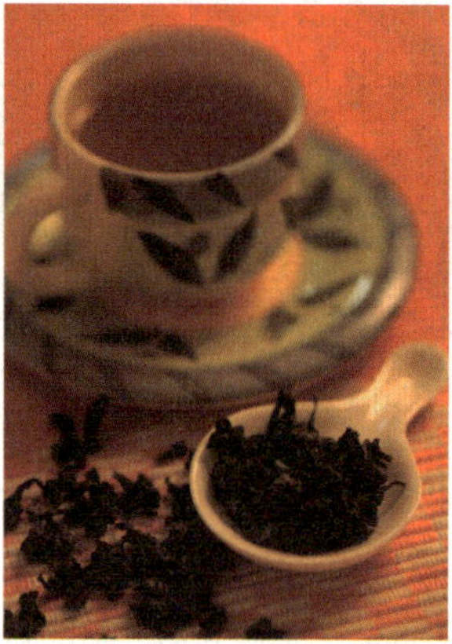

|饮法| 每日1剂，分3次饮用。

|功效| 冬瓜皮味甘，性凉，能利水消肿、清热解毒，可用于小便不利、水肿、关节风湿疼痛等；山楂能消积食，通行气血，散瘀止痛。此茶饮适合痰多久咳、体虚水肿的人服用，能抗衰老，防病保健。

盐茶

|茶方| 绿茶、盐各适量。

|泡法| 1.将绿茶放入茶杯中，用热水冲泡好。

2.在茶水中调入适量盐，稍泡即可。

|饮法| 温饮，每日2次。

|功效| 绿茶能帮助排毒，还能防龋固齿，与食盐搭配可降火、解毒、洁齿，适用于牙齿松动的老年人。

"百药之长"：酒

家庭自制药酒需要准备什么

药酒除了有市售成品酒，也可以在家中自己配制药酒，但要注意并非所有药酒都适宜家庭配制，需请教中医师后，确定适合家庭自制的药酒配方，且要掌握正确的炮制方法。

自制药酒需要哪些工具

密封罐

瓶口与瓶盖能否严格密合是关键。

瓶塞

可以依个人喜好选择瓶塞，但是一定要与瓶口完全密合。

酒标

一个好的酒标，不仅要能够清晰地传达该瓶酒的信息，还要有别样的风情。

药材的预处理

配制药酒中的酒和中药材要正宗，切忌选择假酒伪药，对健康不利。

制备药酒的中药材一般都要切成薄片，或者捣碎成粗颗粒状。凡坚硬的皮、根、茎等植物药材可切成3毫米厚的药片，草质茎根可切成3厘米长的碎段，种子类可以捣碎。按照处方购于中药店的中药材多已加工炮制，使用时只需洗净晾干即可。而自行采集的鲜药、生药往往还需要先行加工炮制。来源于民间验方中的中药先要弄清其品名、规格，防止同名异物造成用药错误。

如何选择药酒的配方

自制药酒首先需要选择适合家庭制作的药酒配方，并不是所有的药酒方都适宜家庭制作。例如，有些有不良反应的中药需经炮制后才能使用，如果对药性、剂量不甚清楚，又不懂得药酒配制常识，则需要请教中医师，切忌盲目配制饮用药酒。

如何选择酒

现代药酒的制作多选用50～60度的白酒，因为酒精浓度太低不利于中药材中有效成分的析出，而酒精浓度过高有时反而会使药材中的少量水分被吸收，使得药材质地坚硬，有效成分难以析出。对于不善饮酒的人来说，也可以采用低度白酒、黄酒、米酒或果酒等为基质酒，但浸出时间要适当延长或浸出次数适当增加，所具有的功用价值也有很大的不同。

自制药酒的常用方法

制作药酒时通常是将中药材浸泡在酒中，经过一段时间后，中药材中的有效成分溶解在酒中，此时即可过滤去渣取汁液饮用。一般泡制药酒的方法有以下几种。

热浸法

热浸法是一种古老的制作药酒的方法。这种方法的优点是既能加速浸取速度，又能使药的成分容易并且更多地被浸出。通常是将中药材与酒同煮一定时间，然后放冷储存。也可采用隔水煮炖的间接加热方法，家庭制作时可将中药材与酒先放在小铝锅或搪瓷罐等容器中，然后放在另一更大的锅中炖煮，时间不宜过长，以免药酒挥发，一般可于药面出现泡沫时离火，趁热密封，静置半个月后去渣即得。

酿造法

先将中药材加水煎熬，过滤去渣后浓缩成药汁，有些药物也可直接压榨取汁，再将糯米煮成饭，然后将药汁、糯米饭和酒曲拌匀，置于干净的容器中，加盖密封，置保温处10日左右，尽量减少与空气的接触，并保持一定的温度，发酵后滤渣即成。

冷浸法

冷浸法最为简单，尤其适合家庭配制药酒。采用此法时可先将炮制后的药物碎片或粗粉置于密闭的容器中，加入适量的白酒，浸泡14日左右，并经常摇晃，待有效成分溶解到酒中以后，即可滤出药液，药渣可压榨，榨出液与浸出液合并，静置数日后过滤即成。若所制的药酒需要加糖或蜜矫味，可将白糖用等量白酒温热溶解、过滤，再将药液和糖液混匀，过滤后即成。

煎煮法

先将中药材碾成粗末，全部放入砂锅中，加水高出药面约10厘米，浸泡约6小时，煮沸1～2小时，过滤后再复煎一次，合并两次煎液，静置8小时，取上清液加热浓缩成稠膏，待冷后加入等量的酒，混匀，置容器中，密封约7日，取上清液，即成。煎煮法用酒量较少，服用时酒味不重，但含挥发油的芳香性中药材不宜采用此法。

烘干或风干

做好清洗工作后，将材料放在通风处自然阴干。

而干品类的材料，洗净后也可以利用烤箱来烘干，但切忌不可将材料烤焦，以免丧失药效。

材料入瓶、倒入酒液

将材料以均匀且层层交替的方式，平铺于容器内，对于不同性质的药材，最好有顺序地装瓶，第一层可放置味道较好的甘甜材料，如黄芪或冰糖，能让酒的对流状况良好，增加酒的甘甜滋味，然后，一层一层铺上不同材料，最后将酒注入容器内，直至酒液完全掩盖过材料即可。

将材料装瓶后，就要加盖密封，除了密封罐，其他的容器都不容易做到隔绝空气的密封效果，所以最好在瓶口盖上干净的塑胶袋，再加盖密封，才能让酒完全发酵，避免发霉变质。放置地点一定要选在阳光照射不到的阴凉处，而夏天泡的水果酒，较容易腐败，最好存放在冰箱中冷藏。每隔3～7日，摇晃瓶身1次，让药材充分与酒混合，这样泡出来的药酒，气味才会均匀而质醇。

自制药酒时需要注意哪些问题

◎ 凡是用来配制药酒的容器均应清洗干净，再用开水煮烫消毒。

◎ 配制好的药酒应及时装进细口长颈的玻璃瓶中，或者其他有盖的容器中，并将口部密封。家庭自制的药酒要贴上标签，并写明药酒的名称、作用和配制时间、用量等内容，以免时间久了发生混乱，造成不必要的麻烦。

◎ 密封罐要选择广口瓶，不但清洗容易，也有利于酿制程序的进行，在选购时还要特别注意瓶口是否能与瓶盖完全密合。

◎ 药酒储存宜选择在温度变化不大的阴凉处，室温以10～25℃为好，不能与汽油、煤油及有刺激性气味的物品混放。

◎ 将酿制好的酒，装入小酒瓶中储存，更容易随时饮用，但一定要用瓶塞塞紧瓶口。

◎ 酿酒日与酒的开封日，一定要选择干燥的晴天，才不会因为空气的湿度过高，降低酿酒的成功概率。

◎ 夏季储存药酒时要避免阳光直接照射，以免药酒中的有效成分被破坏，使药酒的功效降低。

◎ 无论是药草还是水果，切块与研末都能帮助药效与营养快速释放，缩短泡酒的时间，但最好不要将材料切成太小的块或研成细末，如此会让酒质过于混浊，难以入口。

服用药酒的注意事项

何时服用药酒

药酒通常应在饭前服用，一般不宜佐膳饮用，以便药物迅速吸收，较快地发挥治疗作用。另外，药酒以温饮为佳，以便更好地发挥药酒的温通补益作用。

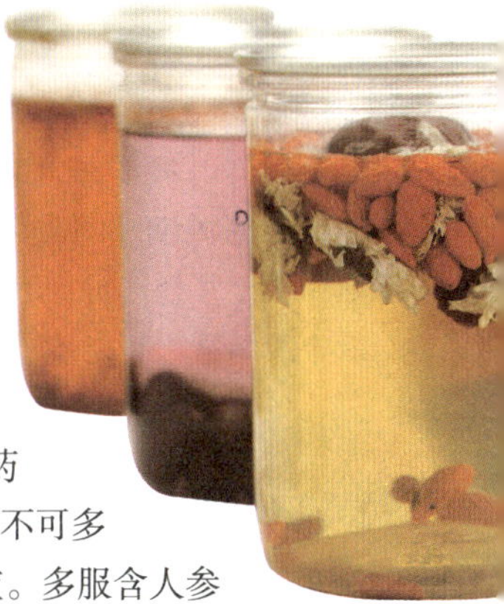

每次应服用多少药酒

服用药酒量要根据自身对酒精的耐受而定，一般每次可饮10～30毫升，每日早晚饮用，或根据病情及所用药物的性质及浓度而调整。药酒不可多饮滥服，否则会引起不良反应。多服含人参的补酒可造成胸腹胀闷、不思饮食；多服含鹿茸的补酒可造成发热、烦躁，甚至鼻出血等。此外，饮用药酒时，应避免不同治疗作用的药酒交叉饮用。用于治疗的药酒在饮用过程中应病愈即止，不宜长久服用。

不宜饮用药酒的人有哪些

凡遇感冒、发热、呕吐、腹泻等病症时不宜饮用滋补类药酒。对于肝炎、肝硬化、消化系统溃疡、浸润性肺结核、癫痫、心脏功能不全、慢性肾功能不全、高血压等患者来说，饮用药酒也是不适宜的，可能会加重病情。

此外，对酒精过敏的人和皮肤病患者也要禁止和慎重饮用药酒。

服用药酒的量要视年龄而定

服用药酒要注意年龄和生理特点。对于女性来说，在妊娠期和哺乳期一般不宜饮用药酒；在行经期，如果月经正常也不宜服用补血功能较强的药酒。就年龄而言，年老体弱者因新陈代谢较为缓慢，服用药酒的量应适当减少；而青壮年的新陈代谢相对旺盛，服用药酒的量可相对多一些；对于儿童来说，其大脑皮层生理功能尚不完善，身体各器官均处于生长发育过程中，容易受到酒精的伤害，且年龄越小，酒精中毒的机会越多。不但能对儿童组织器官产生损害，导致急性胃炎或溃疡病，还能引起肝损伤，甚至是肝硬化。因此，儿童一般不宜服用药酒，如病情需要，也应注意适量，或尽量采用外用法。

药酒外用时要注意哪些方面

外用药酒一般由活血化瘀、舒筋通络及有消炎止痛作用的中药，再加上具有芳香走窜渗透作用的药物，如冰片、樟脑、麝香等配制而成。主要用于运动系统损伤的治疗，如关节肌肉扭伤、劳损及风湿、神经炎等患者。

外用药酒时应注意以下事项：用药酒按摩时注意

不要直接按擦骨骼突出部，以免损伤皮肤和骨膜组织而加重病情。药酒按摩疗法不适用于急性骨折、关节脱位、骨裂及表皮破损患者。心、肝、肺、肾有严重疾病患者也应禁用药酒法治疗。另外，外用药酒严禁内服，

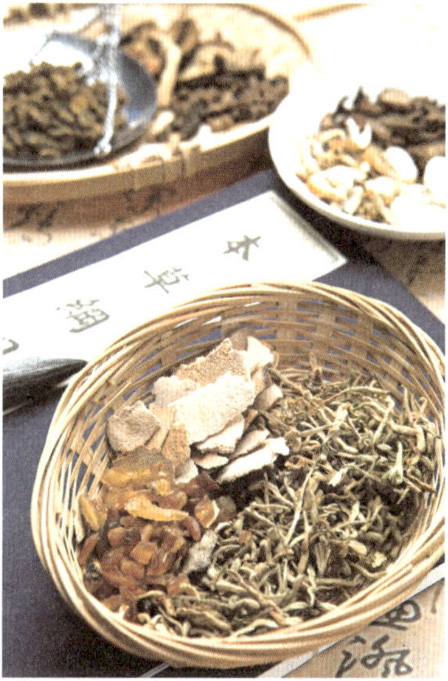

以免引起中毒反应。对骨肿瘤、骨结核、软组织化脓性感染等患者，也应慎用药酒，以免病变扩散。如软组织损伤在2日内，如果在患处用力揉按，会使红肿灼痛症状加重，故一般不宜使用。

单方养生药酒方

顾名思义，单方酒就是指仅有一味药制作而成的药酒。单方酒以其“廉、简、便、验”的特点，深受现代人的欢迎。

经典酒方

菊花酒：缓解眼疲劳，杀菌效果显著

中医主张

菊花在中药材中比较常见，主要用于缓解上半身的炎症。此外，菊花能促进肝的正常工作，可促进气的运行，对于头晕及发热等症状有一定的效果，特别是对经常用眼的人来说，饮用菊花酒可起到缓解眼疲劳的效果。此外，这种酒还具有很强的杀菌作用，可增强人体免疫力，达到强身健体的作用。

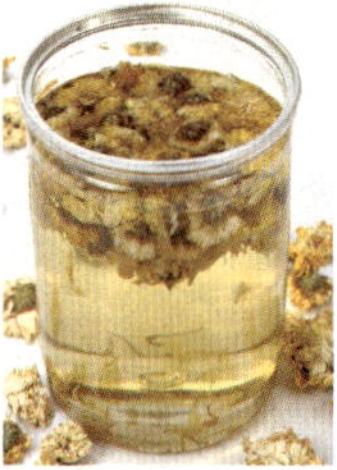

制作方法

|材料| 菊花（干燥）15克，25度的蒸馏酒900毫升。

|做法| 1.称好所需菊花的分量。

2.将菊花放进玻璃瓶内，倒入蒸馏酒，密封放置在阴凉干燥处，1个星期后，待其熟成，再将汁过滤到窄口瓶内。

饮用方法

1.直接饮用或加冰块。

2.调成鸡尾酒饮用。

成分与保健功效

菊花具有疏风、清热、明目、解毒、抗氧化等功效，可以起到预防高脂血症、抗菌、抗炎、抗病毒、保护眼睛的作用。同时，菊花还含有叶黄素，具有预防细胞老化、安定自主神经等作用。

此外，菊花还含具有舒压效果的菊花精油和降血脂效果的皂苷等成分。

温馨小叮咛

如果选用新鲜的菊花，一定要选择那些没有喷洒过农药的菊花，否则会对身体造成损害。

山楂酒：消食化积，行气散瘀

中医主张

《本草纲目》中记载山楂："化饮食，消肉积，癥瘕、痰饮、痞满吞酸、滞血痛胀。"在中药材中，山楂能促进"脾"的运化，有助于提高消化器官的功能，因此，山楂也被用来改善消化不良等症状。同时，对于腹胀和腹泻，山楂也有一定的改善作用。

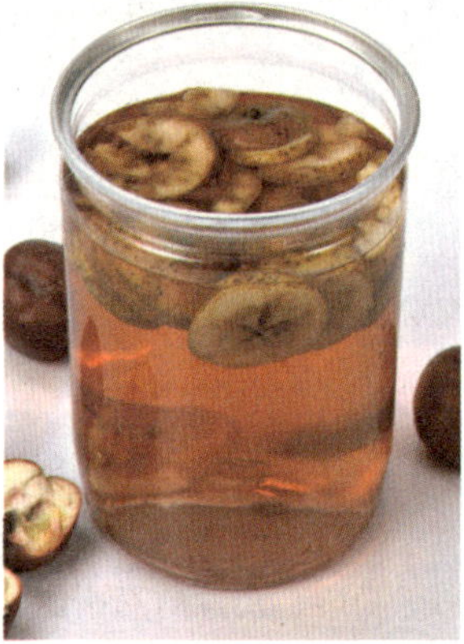

制作方法

|材料| 鲜山楂60克，柠檬1个，白糖50克，25度的蒸馏酒720毫升。

|做法| 1.分别称好山楂和白糖的分量。

2.将山楂清洗干净，去籽，切碎；柠檬洗净，

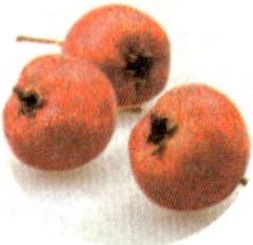

● 山楂

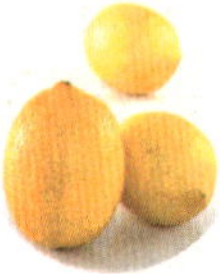

● 柠檬

切片，备用。

3.将山楂碎、柠檬片、白糖放入玻璃瓶内，倒入蒸馏酒，密封，放置阴凉处。1个月后，待其熟成，可将汁过滤到窄口瓶内。

饮用方法

1.直接饮用。

2.加冰块饮用。

3.用于制作调味酱。

成分与保健功效

山楂中含有的脂肪分解酵素有促进消化、调节肠胃运动的作用。同时，山楂中含有的维生素C、类黄酮、胡萝卜素等物质可有效抑制自由基的生成，有防衰老、抗癌的作用。

温馨小叮咛

若不用新鲜的山楂，也可改用山楂粉浸泡，玻璃瓶内会出现浑浊的现象，山楂粉也会沉入瓶底。不过这样做也有好处，一般1周后就可以过滤饮用了。

薰衣草酒：缓解压力，让自己的心情放松

中医主张

薰衣草性平，味甘、淡，归肺、心、胃经，取材于花、茎、叶，有淡淡的木质香。在中药材里，基本不使用薰衣草，不过，民间常用薰衣草保健，其促进血液循环的作用良好，有助人们稳定情绪和睡眠，适合经常失眠的人饮用。

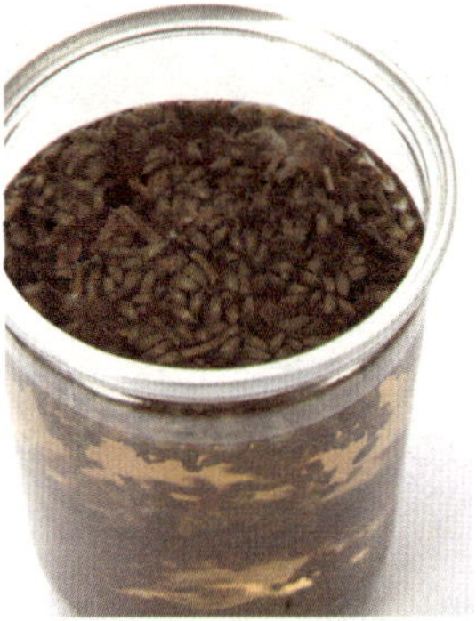

制作方法

|材料| 薰衣草花朵（干燥）15克，白葡萄酒400毫升，35度的蒸馏酒400毫升。

|做法| 1.称好所需薰衣草的分量。

2.将薰衣草放进玻璃瓶内，再倒入白葡萄酒和蒸馏酒，密封放置阴凉干燥处。

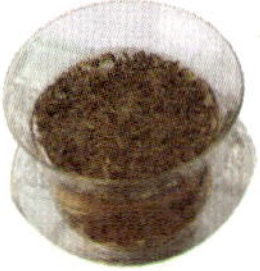

● 薰衣草

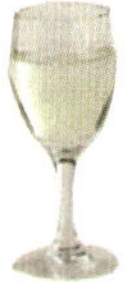

● 白葡萄酒

3.1个星期左右，待其熟成后可将其汁过滤到窄口的玻璃瓶中。

饮用方法

1.直接饮用。

2.加冰块。

3.加蜂蜜或糖浆饮用。

成分与保健功效

薰衣草气味醇厚，这种香气有醒脑明目、舒解焦虑、让人心情舒适的作用。因此受到人们的普遍欢迎。薰衣草中所含的类黄酮有抗氧化的作用，可滋润皮肤，延缓皮肤衰老。此外，薰衣草精油可提神醒脑、促进血液循环，还可以起到增强免疫力、抗病毒的作用。

温馨小叮咛

若使用新鲜的薰衣草来酿酒，必须保证其没有被农药污染，以免对身体造成伤害。

秘制酒方

辣椒酒

|材料| 辣椒12克，白酒500毫升。

|做法| 将辣椒洗净切碎，置容器中，加入白酒，密封，浸泡15日后去渣，即成。

|用法| 日服2次，每次服5～15毫升。忌多服。亦可外用，涂擦患部。

|功效| 内服温中健胃，除寒散湿。外用适用于跌打损伤等。

麻黄酒

|材料| 麻黄20克，黄酒300毫升。

|做法| 将麻黄切碎，加入黄酒煮至150毫升，去渣即成。

|用法| 徐徐温服，以汗出为度。

|功效| 发汗，利水。适用于小便不利、水肿。

栀子酒

|材料| 栀子果（干燥）50克，柠檬1个，25度的蒸馏酒720毫升。

|做法| 1.称好所需栀子果的分量。

2.将栀子果剪成小块；柠檬洗净后切片。然后一同放在玻璃瓶内，倒入蒸馏酒，密封，放置在阴凉处。半个月后，待熟成后再将其过滤到窄口的玻璃瓶内。

|用法| 1.直接饮用。2.加入冰块或蜂蜜一同饮用。

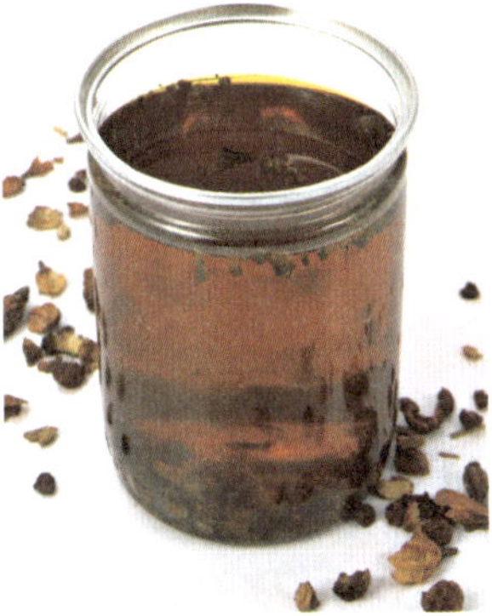

|功效| 栀子的果实，一向被认为是治疗胸闷、黄疸等疾病的良药。尤其是正处在更年期或有更年期症状的人，更应该常饮这种养生酒。

黄芪酒

|材料| 黄芪60克，黄酒500毫升。

|做法| 将黄芪研碎，置容器中，加入黄酒，密封，浸泡7日，每日振摇数次，即成。

|用法| 日服2次，每次服20毫升。

|功效| 补气健脾，固表止汗。适用于脾胃虚弱、食少纳呆、便溏便血、心悸气短、四肢无力、体虚多

汗、气虚脱肛等。

西红柿酒

|材料| 西红柿300克，柠檬1个，35度的蒸馏酒450毫升。

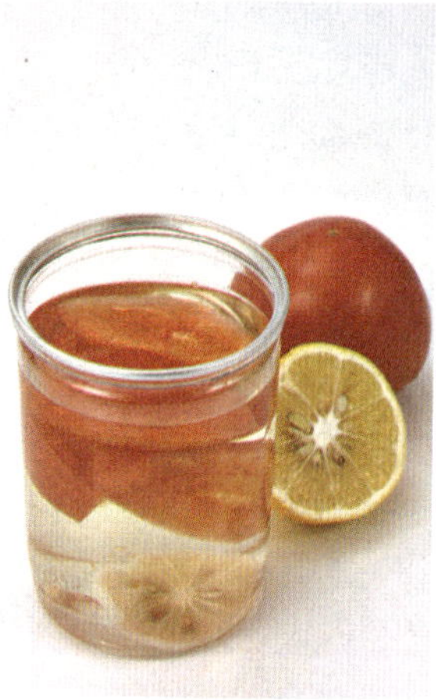

|做法| 1.西红柿洗净后沥干水分，称好所需的量；柠檬洗净后切片。

2.将称好的西红柿切成薄片。

3.将西红柿片与柠檬片放在玻璃瓶内，倒入蒸馏酒，放置在干燥阴凉处。1个月后，待其熟成，再将汁过滤到窄口瓶内。

|用法| 直接饮用。加冰块饮用。加蔬菜汁或果汁饮用。

|功效| 改善肠道状况，提高人体免疫力。

丹参酒

|材料| 丹参60克，白酒1 000毫升。

|做法| 将丹参洗净切片，晾干，入布袋，置容器中，加入白酒，密封，浸泡15日即成。

|用法| 日服2次，每次服15～20毫升。

|功效| 调经顺脉。适用于女性月经不调、血栓性脉管炎、心绞痛等。

山药酒

|材料| 新鲜山药300克，柠檬1个，35度的蒸馏酒450毫升。

|做法| 1.将山药洗净后沥干，称好所需的量。

2.将山药切成薄片；柠檬洗净后切片。

3.将切好的山药片和柠檬片放在玻璃瓶中，倒入蒸馏酒，密封放在阴凉处。

4.浸泡2个月后，待其熟成，再过滤到窄口瓶里储存。

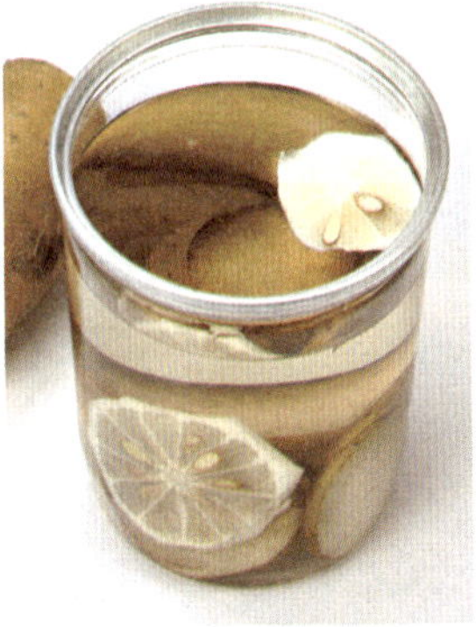

|用法| 直接饮用。加入冰块饮用。与高丽参酒或大蒜酒一起饮用。

|功效| 有助于恢复元气，提升精力。

复方养生酒方

复方酒是相对于单方酒而言的，是指由多种药材按一定的配伍原则制作而成的药酒。复方酒相对于单方酒来说，养生功效更加全面，养生效果更佳。

茴香生姜陈皮酒

|材料| 茴香20克，生姜30克，陈皮50克，25度的蒸馏酒900毫升，蜂蜜100克。

|做法| 1.分别称好所需茴香、生姜、陈皮的分量，并将其放进玻璃瓶内。倒入蒸馏酒，密封放置阴凉处。

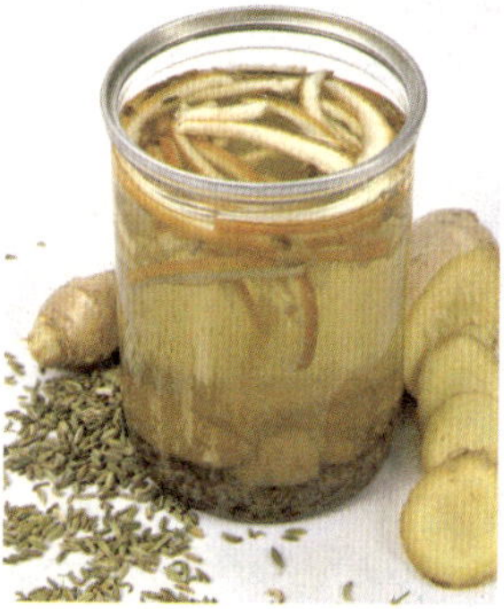

2.每天晃动1次玻璃瓶。10日后，待其熟成，将药材过滤取出，在剩余的汁中加入100克的蜂蜜，并放入之前取出的一成（十分之一的量）药材。

3.再放置1个月，直到药酒完全熟成。

|用法| 每天饮用2～3次，每次20毫升。

|功效| 健脾益胃。

枸杞子大枣菊花酒

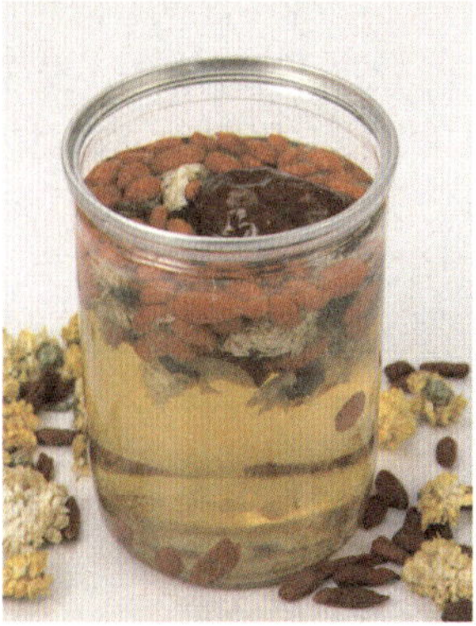

|材料| 枸杞子、大枣各40克，菊花20克，蜂蜜100克，25度的蒸馏酒900毫升。

|做法| 1.分别称好枸杞子、大枣、菊花的分量，并分别将其洗净、晾干。

2.将晾干的枸杞子、大枣、菊花放进玻璃瓶内，再倒入蒸馏酒，密封放置在阴凉处。

3.每天要晃动玻璃瓶1次。10日后，待其熟成，将药材取出，将汁过滤。

4.在过滤后的酒中加入蜂蜜和取出药材的一成，然后密封放置1个月。待养生酒完全熟成，再将汁过滤到窄口玻璃瓶内。

|用法| 当成餐前酒或餐中酒饮用。

|功效| 枸杞子、大枣、菊花搭配在一起有助于稳定情绪。

二风酒

|材料| 寻骨风200克，防风100克，黄酒3 000毫升。

|做法| 将寻骨风、防风洗净，放入布袋，置容器中，加入黄酒，密封，浸泡7日后去渣，即成。

|用法| 日服2次，每次服20毫升。

|功效| 祛风活络，止痛逐痹。适用于关节疼痛、屈伸不利等症。

鹿茸山药酒

|材料| 鹿茸5克，山药15克，白酒600毫升。

|做法| 将鹿茸、山药置于容器中，加入白酒，密封，浸泡7日即成。

|用法| 日服3次，每次服15～20毫升。

|功效| 补肾壮阳。适用于早泄、阳痿、遗精、遗尿、久泻、贫血等症。

大蒜糖保健酒

|材料| 大蒜100克，白酒500毫升，冰糖90克。

|做法| 1.将大蒜去皮，放入碗中蒸20分钟。

2.把蒸好的大蒜盛入玻璃瓶，加入白酒和冰糖，不断搅拌至均匀，加盖密封保存30日即可。

|用法| 口服，每日1次，每次20毫升左右。体虚、内热、畏寒、食欲不振者忌食。

|功效| 解毒散瘀，活血通经。

肉桂莲子高丽参酒

|材料| 肉桂40克，莲子30克，高丽参30克，25度的蒸馏酒900毫升，蜂蜜100克。

|做法| 1.将肉桂、莲子、高丽参分别洗净后晾干，放入玻璃瓶内，倒入蒸馏酒，密封放置在阴凉干燥处。

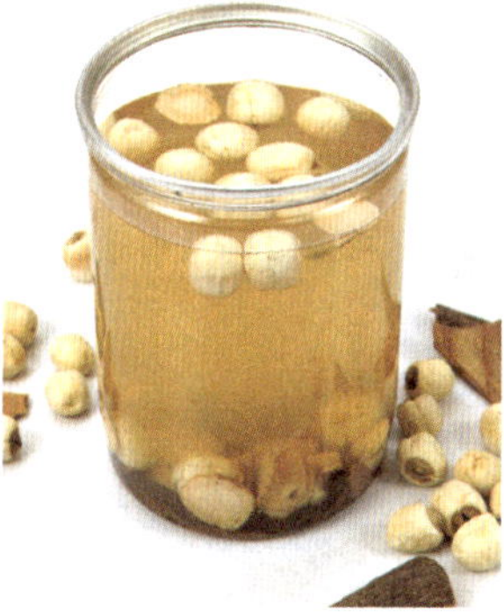

2.每天晃动玻璃瓶1次。10日后，待其熟成，将汁过滤取出药材。

3.在过滤后的养生酒中加入适量蜂蜜和之前取出的一成药材，再密封放置在阴凉干燥处。

4.1个月后，待酒完全熟成，将汁过滤到窄口玻璃瓶中。

|用法| 可以当成餐前酒或餐中酒饮用。

|功效| 不仅可以舒压，还可以促进肠胃的运动和温热身体。

归元酒

|材料| 当归30克，桂圆肉180克，干菊花30克，枸杞子60克，白酒1 500毫升，米酒500毫升。

|做法| 将以上前四味放入布袋，置容器中，加入白酒和米酒，浸泡21日即成。

|用法| 日服2次，每次服20～30毫升。

|功效| 补虚益损，养血安神。

香菇柠檬酒

|材料| 香菇25克，柠檬1个，白酒500毫升，蜂蜜80克。

|做法| 香菇、柠檬分别洗净后晾干，然后切片，再放入容器中，加入白酒，密封，放置于阴凉处。浸泡7日后取出柠檬片，再继续浸泡7日，待其熟成。再根据个人口味加入蜂蜜，混匀，即成。

|用法| 日服2次，每次服20毫升。

|功效| 健脾益胃。适用于高血压、高脂血症等。